EL LIBRO COMPLETO DE RECETAS DE LA DIETA PALEO

100 RECETAS DE RIEGO BUCAL PARA PERDER PESO

PABLO PASCUA

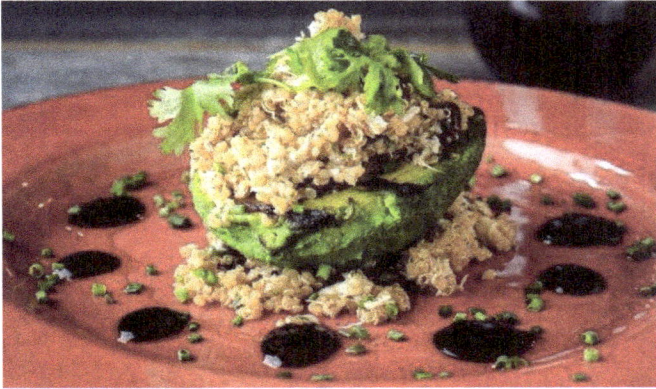

Tabla de contenido

INTRODUCCIÓN

Una dieta que propone un tipo de dieta que habría caracterizado a las poblaciones humanas que vivieron en el período anterior a la introducción de la agricultura: así funciona la dieta paleolítica

La dieta paleolítica, también llamada paleo-dieta, es una tendencia del momento: una forma de nutrición contemporánea concebida por Loren Cordain, nutricionista de la Universidad de Colorado, que propone un tipo hipotético de dieta que habría caracterizado a las poblaciones humanas vividas en el período anterior la introducción de la agricultura, que tuvo lugar hace unos 10.000 años.

Los hombres de la Edad de Piedra básicamente vivían de la caza y la pesca y solo comían carne, bayas, frutas y verduras, o lo que pudieran conseguir durante el día. En consecuencia, esta dieta incluye carnes magras, pescado, frutas, verduras, frutos secos y semillas. Alimentos que en el pasado se podían obtener de la caza y recolección de plantas y frutos silvestres. Por el contrario, este tipo de dieta restringe todos los alimentos que se hicieron comunes cuando se desarrollaron las primeras técnicas de cultivo agrícola, como los lácteos, las legumbres o los cereales.

La paleo-dieta no prescribe cantidades específicas de alimentos, ni nos obliga a contar calorías. Razones por las que, seguramente, facilita su seguimiento. Sin embargo, ciertamente no solo se concibe como una lista de alimentos a evitar, sino como un estilo de vida real que tiene como objetivo reconectar con la naturaleza más ancestral del hombre. Además, considera fundamental el ejercicio físico, especialmente en forma de caminata al aire libre (simulando las condiciones de nomadismo constante al que fueron sometidos nuestros antepasados), y destaca la importancia de sincronizar nuestro reloj biológico con los ritmos naturales. Por tanto, no se trata de comer como los primitivos, sino de intentar entender cuáles fueron los equilibrios que han mantenido a nuestra especie en lo más alto de la cadena alimentaria durante millones de años, intentando devolvernos tanto como a ese estilo. posible. Por estos motivos, la paleo-dieta se configura más como una pauta que como una dieta específica y bien definida. En cualquier caso, es posible elaborar una lista de alimentos a consumir y una de alimentos a evitar.

Esta dieta puede conducir a la reducción de peso ya que hay una reducción en el consumo de carbohidratos. Los carbohidratos como el pan, la pasta y el arroz se digieren en el estómago elevando rápidamente los niveles de glucosa en el torrente sanguíneo. El exceso de glucosa puede metabolizarse en grasa y acumularse en el tejido adiposo. Estos carbohidratos refinados se excluyen de esta dieta y contribuyen a la pérdida de peso.

Además, la dieta Paleolítica prevé eliminar el consumo de alimentos industrializados en general, con gluten o lactosa, ya que el consumo de estos alimentos en la actualidad se puede asociar con aumento de peso, aparición de inflamación, alteraciones endocrinas y metabólicas.

La dieta paleo incluye principalmente productos de origen animal, pero además de ellos, se permiten algunos otros tipos de verduras, semillas y frutas.

Como con cualquier dieta, la variedad es importante en la paleo. No importa cuán saludables sean los alimentos, puede cansarse del menú monótono día tras día y perder el interés.

Aquí hay una lista de algunos de los alimentos más populares para comer en la dieta paleo. Son fáciles de encontrar en la mayoría de las tiendas y ofrecen grandes oportunidades para la experimentación culinaria.

Los antepasados paleo cazaban y recolectaban para alimentarse. Y esta es una guía básica para la elección de alimentos a seguir al seguir la dieta paleo hoy.

CARNE, AVES, CAZA Y SUBPRODUCTOS. No hay restricciones en esta sección, excepto que la opción preferida de peces y animales se cría sin alimento modificado en condiciones naturales.

Ternera, cordero, cordero, ternera, cerdo, conejo, pollo, pato, pavo y todos los despojos.

PESCADOS, MOLUSCOS Y OTROS GADS. Bacalao, atún, caballa, eglefino, tilapia, arenque, salmón, lucioperca, trucha, anchoa, perca, lubina, fletán, mejillones, camarones y otras criaturas marinas.

HUEVOS. Huevos de gallina, codorniz y pato. Para los amantes de los experimentos, los de avestruz también son adecuados.

HORTALIZAS, RAÍCES Y SETAS. Si algo salía mal en la caza y la pesca, el hombre paleolítico tenía que aplicar las habilidades de recolección. Las verduras silvestres son poco probables hoy en día, por lo que elegimos orgánicos en la tienda y en el mercado.

Espinaca, achicoria, acelga, lechuga, repollo, algas, rúcula, remolacha, berros, pimientos morrones, puerros, espárragos, apio, coliflor, tomates, cebollas, pepinos, alcachofas, aguacates, brócoli, colinabo, berenjena, cebollas verdes y Coles de Bruselas. Calabacín, calabaza, rábano, chirivía, zanahoria, nabo, boniato, alcachofa de Jerusalén.

FRUTA. Manzanas, piñas, bayas (moras, fresas, arándanos, arándanos), naranjas, plátanos, pomelos, higos, mango, kiwi, coco, peras, dátiles, melocotones, albaricoques, nectarinas, sandía, cerezas, ciruelas, papaya, limón, caqui , granada, uva, maracuyá, mandarina y melón.

Recuerde que las frutas dulces y los postres paleo solo son aceptables ocasionalmente, como excepción. No se recomienda comer grandes cantidades de ellos al día.

GRASAS, NUECES Y SEMILLAS. Un aspecto importante de la dieta paleo es que no evitamos las llamadas "grasas saludables".

Aceite de oliva, aceite de coco, mantequillas de nueces, aceite de aguacate, manteca de cerdo y grasa animal, ghee. Pipas de girasol, almendras, pistachos, pipas de calabaza, nueces, nueces de Brasil, semillas de sésamo, nueces, avellanas, castañas, piñones, nueces de macadamia y anacardos.

ESPECIAS Y HIERBAS. Casi todo, sin límites.

Alimentos prohibidos en la dieta paleo

Aquellos que se adhieran a la dieta Paleolítica deberán renunciar a una impresionante lista de alimentos.

Lista de alimentos prohibidos en la dieta paleo:

- Todo tipo de cereales, legumbres, copos: trigo sarraceno, avena, arroz, cebada perlada, cebada, mijo, bulgur, lentejas, guisantes, etc .;

- Cualquier producto horneado, panadería y productos de harina como pasta, pan, harina, lavash, bollos, tartas, pan, etc .;
- Confitería, azúcar, excepto miel;
- Productos semiacabados, jugos, café, té, alcohol.

1. Bombas de maná de coco de doble capa

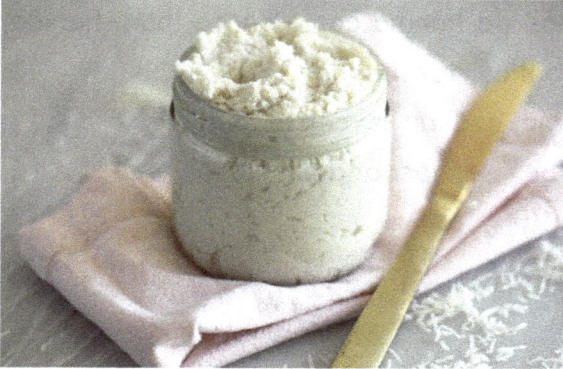

Ingredientes:

Capa de nueces (o de semillas)

- 3 cucharadas de esparcimiento de semillas o nueces (tengo almendras o tahini)
- 1/2 taza de maná de coco ablandado (crema de coco)
- $\frac{1}{2}$ cucharada de aceite de coco
- Edulcorante sin calorías, al gusto y deseo (1-2 cucharaditas de eritritol, molido en polvo, o 1-2 gotas de edulcorante no nutritivo líquido natural (tengo fruta de monje, o excluir por completo)
- Un poco de sal al gusto

Capa de chocolate

- 2 cucharadas de maná de coco

- $\frac{1}{4}$ taza de aceite de coco
- 2 cucharadas de cacao en polvo (sin azúcar)
- Edulcorante líquido sin calorías al gusto y deseo

Preparación:

1. Capa de nueces (o de semillas). En un baño de agua, caliente la crema para untar de nueces o semillas, el maná de coco y el aceite de coco. Revuelva hasta que esté suave, sal y agregue edulcorante, si es necesario. Divida la mezcla uniformemente en las latas, llenando aproximadamente dos tercios de su capacidad. Golpee ligeramente los moldes sobre la mesa para una mejor distribución de la masa y colóquelos en el congelador (o frío) para que se asienten. En mi congelador, mi masa se endurece en unos 15 minutos.

2. Capa de chocolate. Derretir el maná de coco con aceite de coco en un baño de agua. Agregue cacao en polvo y edulcorante si se usa (aquí prescindiré de él). Retirar los moldes del congelador y, si es posible, distribuir uniformemente la masa de chocolate sobre la nuez. Coloca nuevamente

en el congelador hasta que solidifique. (Mis dulces tardan aproximadamente media hora).

3. Retire los dulces terminados de los moldes y empaquételos herméticamente en una bolsa para congelador o en un molde para almacenamiento a largo plazo. El caramelo estará duro cuando se congele. Para una textura más suave, manténgalas a temperatura ambiente durante uno o dos minutos.

2. Tarta con mousse de jengibre y arándanos

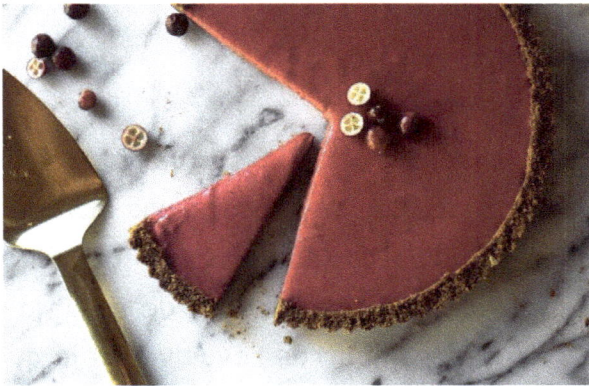

Ingredientes

- 230 g de arándanos frescos o congelados
- 1/2 taza de azúcar o una cantidad equivalente de otro edulcorante a granel, en porciones
- $\frac{1}{4}$ vaso de jugo de naranja
- $1\frac{1}{2}$ cucharadita de piel de naranja seca o 1 cucharada. fresco (orgánico)
- $\frac{1}{4}$ de cucharadita de jengibre molido
- 2 cucharadas de licor de naranja o jugo de naranja opcional
- $\frac{1}{2}$ cucharada de gelatina, remojada 1 cucharada. zumo de naranja
- 1 taza de crema de coco
- 1 corteza de migas de galleta bgbq (que se indican a continuación o aquí) o para la versión

Paleo - nuez (recetas aquí y aquí) o con paleo-ranola

Preparación:
1. En una cacerola pequeña, combine los arándanos, ¼ de taza de azúcar o una cantidad equivalente de otro edulcorante de flujo libre, jugo de naranja, ralladura de naranja y jengibre molido. Mientras revuelve, deje que hierva, luego reduzca el fuego a medio-bajo y cocine por 15 minutos, sin dejar de remover ocasionalmente. Las bayas deben reventar al final. Retirar de la calefacción.
2. Agrega licor o más jugo de naranja. Revuelva y deje enfriar un poco.
3. En un baño de agua o en el microondas (10 seg) Calentar la gelatina empapada en jugo de naranja. Vierta en la mezcla de arándanos, revolviendo constantemente. Poner la mezcla en un bol y dejar en frío durante 20 minutos.
4. Batir la crema de coco con el edulcorante restante hasta que quede esponjoso. Combinar con cuidado con la masa de gelatina de arándanos enfriada y rellenar la corteza previamente preparada con el relleno resultante.

5. Poner en frío durante al menos 3 horas.
6. Adorne con crema de coco batida o chocolate rallado, si lo desea.

3. Fideos cetogénicos con salsa de crema vegana

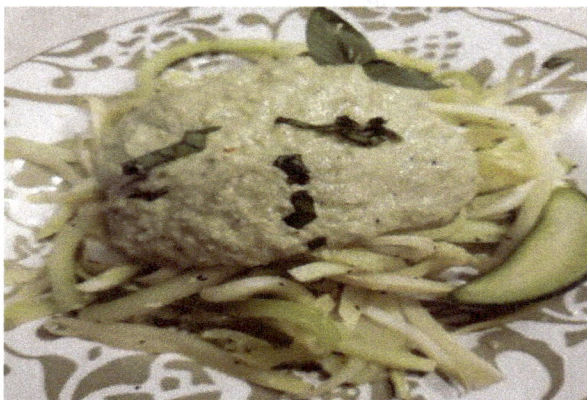

Ingredientes:

- Calabacín para fideos cetogénicos (300-700 g), la cantidad se puede ajustar según la cantidad de porciones esperadas

Para la salsa:

- $\frac{1}{4}$ de vaso + 1 cucharada. aceite de oliva (para una versión más ligera, reduzca la cantidad de aceite de oliva agregando agua según sea necesario)
- 1 cebolla pequeña picada
- 1 diente de ajo picado
- sal, pimienta al gusto
- $\frac{1}{4}$ tazas de hojas de albahaca picadas
- $\frac{1}{2}$ taza (50 g) de almendras picadas
- 1 aguacate

- Jugo de medio limón, o más, a tu gusto.

Preparación:

1. En una sartén pequeña (o la misma donde se cocinarán los espaguetis de calabacín) calienta 1 cucharada a fuego medio. aceite de oliva y sofreír todas las cebollas picadas encima. Agregue sal y ajo si lo desea (o mantenga el ajo fresco agregándolo en el siguiente paso). Saca un poco más.

2. Coloque las cebollas salteadas, el ajo (si se toma crudo), las hojas de albahaca picadas, las almendras picadas, el aguacate ligeramente triturado en un recipiente de un procesador de alimentos o licuadora de la capacidad requerida. Encienda el motor y agregue el aceite de oliva restante, el jugo de limón y, si es necesario, agua hasta que esté cremoso. Cree en la sal, la sal y la pimienta.

3. Prepare la pata cetogénica de calabacín en un poco de aceite de oliva (consulte la descripción anterior). Calentar el aceite de oliva a fuego lento en una cacerola grande. Agregue los fideos de calabacín y revolviendo constantemente durante 2-5 minutos, caliéntelos uniformemente. Es importante no exagerar, cuanto más se cuecen los

calabacines, más blandos se vuelven. ¡Los espaguetis podrían estar listos muy pronto! Gusto y gusto.

4. Una vez que el calabacín esté tibio, agregue la salsa pesto recién preparada.

5. Coloque una porción de fideos ceto de calabacín en un plato para servir y coloque la cantidad deseada de salsa recién preparada encima.

4. Chuletas cetogénicas de salmón

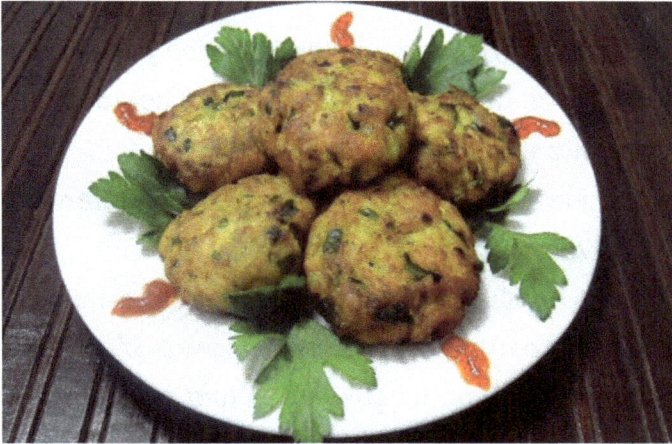

Ingredientes:

- 450-500 g de filete de salmón salvaje de aguas profundas cocido (o comida enlatada del Lejano Oriente)
- 1 huevo grande
- 4 cucharadas de mayonesa BGBK (mejor casera)
- $\frac{1}{4}$ de cucharadita de sal marina
- $\frac{1}{4}$ de cucharadita de ajo en polvo
- 1/2 cucharadita de ralladura de limón
- 1/8 cucharadita de pimienta negra molida
- 2 cucharadas de perejil fresco finamente picado

Preparación:

1. En un tazón grande, use un tenedor para moler los filetes de salmón previamente cocidos o el salmón enlatado.
2. Agregue todos los demás ingredientes. Revolver bien.
3. Forme hamburguesas con la mezcla a mano o con una taza medidora (объемом о 1/3 taza).
4. Coloque las hamburguesas en una fuente para hornear (tengo un vaso resistente al calor) y hornee en el horno a 200 grados C (400 F) durante 15-20 minutos. Alternativamente, puede freír las chuletas en una sartén con mantequilla de aguacate, coco o ghee BGBK, a fuego medio, hasta que estén ligeramente doradas y crujientes (aproximadamente 2 minutos por cada lado).

5. Ensaladas de brócoli al curry

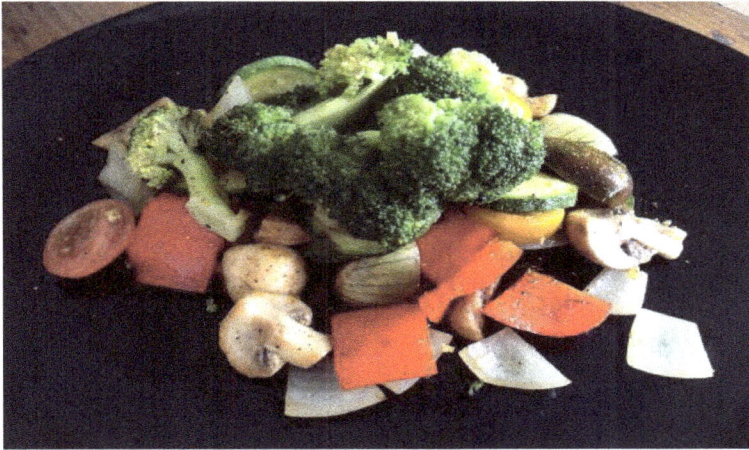

Ingredientes:

- Aproximadamente 3-3½ tazas de flores de brócoli
- 5 cucharadas de agua
- ½ cucharadita de curry en polvo
- 2 cucharadas de pasta tahini
- ¼ de taza de uvas, cortadas por la mitad
- ¼ tazas de nueces picadas
- Sal y pimienta para probar

Preparación:

1. Corta el brócoli en floretes pequeños. Mezclar en un bol con uvas y nueces.

2. Mezclar en un vaso con una licuadora (oa mano) agua, pasta de tahini, curry. Debería obtener la consistencia de la salsa.

3. Vierta el aderezo resultante sobre la mezcla de brócoli y revuelva. Sazone con sal y pimienta al gusto.

6. Pastel de harina de coco

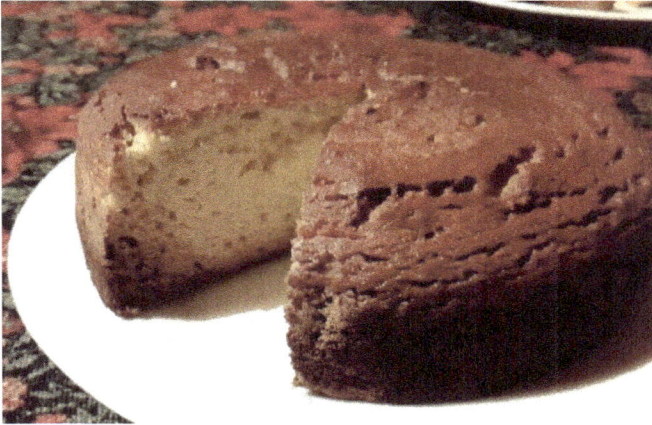

Ingredientes:

- ½ taza (55 g) de harina de coco
- ½ cucharadita de bicarbonato de sodio
- ¼ de cucharadita de mar sal
- 3 huevos
- ¼ de taza (50 g) de mantequilla
- ½ taza (113 g) de leche de coco entera
- 1/3 taza de edulcorante dietético líquido
- 2 cucharaditas de extracto de vainilla
- ¡2 claras de huevo a temperatura ambiente!
- Grasa dietética para lubricación

Preparación:

1. Caliente el horno a 180 grados C (350 ° F). Engrase uno grande (21 cm de diámetro) o dos moldes para hornear medianos. Forre la parte inferior con papel pergamino.
2. En un tazón grande, combine la harina de coco tamizada, la sal y el bicarbonato de sodio. Dejar de lado.
3. En otro tazón, agite 3 huevos y combine con mantequilla, leche de coco, edulcorante líquido y extracto de vainilla. Mezclar bien hasta obtener una consistencia relativamente esponjosa.
4. Vierta los ingredientes líquidos en la mezcla seca.
5. Batir las claras con una batidora de dos huevos (¡no deben estar fríos!) Hasta obtener picos suaves. Mezcle suavemente la masa de proteína en la masa. Vierta la masa en moldes preparados.
6. Hornee por 22-28 minutos o hasta que estén tiernos. El palito de prueba pegado en el medio debe permanecer seco y la torta debe adquirir un color ligeramente dorado.

7. Queso de anacardo duro

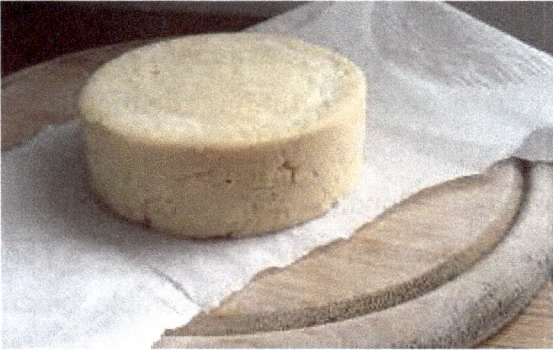

Ingredientes:
- 1 taza (150 g) de anacardos crudos
- 1/3 taza (80 ml) de agua
- 5 cucharadas de jugo de limón recién exprimido
- 2 cucharadas de aceite de coco
- $\frac{1}{4}$ de taza (60 g) de pasta tahini
- $\frac{1}{2}$ zanahorias crudas (30g), sin piel
- 2 $\frac{1}{2}$ cucharadita de sal
- $\frac{1}{4}$ de cucharadita de pimentón
- 1/8 cucharadita de pimienta de cayena
- 1 cucharada de mostaza de Dijon (BGBK)
- $\frac{1}{4}$ taza de levadura nutricional
- 1 cucharadita de ajo en polvo o granulado
- 1 vaso de agua (240 ml)

Preparación:

1. Coloque los anacardos, 1/3 taza de agua (o menos si se remojó previamente), jugo de limón, aceite de coco, tahini, zanahorias, sal, pimentón, pimienta de cayena, mostaza, levadura nutricional y ajo en una licuadora (gran capacidad) en polvo . Procesar a fondo hasta obtener una masa completamente homogénea. Deja por un tiempo.

2. Vierta 1 vaso de agua en una cacerola pequeña, agregue agar-agar en polvo y caliente hasta que hierva, y revuelva constantemente. Deje hervir a fuego lento durante un minuto, revolviendo continuamente. Después de un minuto de ebullición, retirar del fuego y agregar la masa hirviendo al contenido de la licuadora.

3. Enciende la licuadora y procesa hasta que esté homogéneo.

4. A continuación, debe actuar muy rápido, mientras que la mezcla aún no ha tenido tiempo de endurecerse. Ponga el contenido de la licuadora en los platos cocidos, ligeramente engrasados con grasa dietética. Aplana la superficie.

5. Coloca el molde con queso en el frigorífico durante varias horas para que la masa se endurezca bien. El queso terminado debe tener una consistencia firme. Retire el queso volteando el molde en un plato. Manténgase refrigerado. Puede congelar.

8. Aguacate en bocadillos

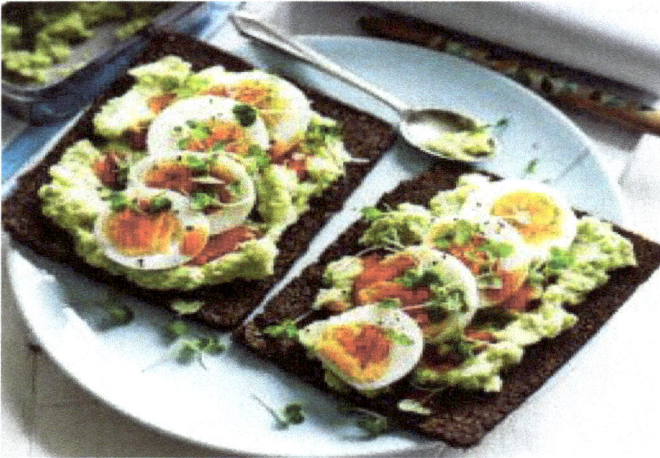

Ingredientes:

- 1 cucharadita de jugo de limón recién exprimido
- Un poco de sal
- 1/2 aguacate fresco
- 1 rebanada (30 g) de pan
- 3 tomates pequeños (tipo cereza), cortados en 4 trozos
- 2 aceitunas kalamata, sin hueso, picadas
- 1 huevo duro, pelado y cortado en gajos
- 1 cucharadita de pasta de sésamo tahini

Preparación:

1. Use un tenedor para triturar la pulpa de aguacate en un bol. Mezcle el jugo de limón, la sal y el aguacate para obtener una consistencia cremosa.

2. Extienda la mezcla resultante sobre una rebanada de pan (según dieta), ponga tomates, aceitunas y un huevo encima. Rocíe con pasta de tahini, después de revolver.

9. Dulces de limón y coco

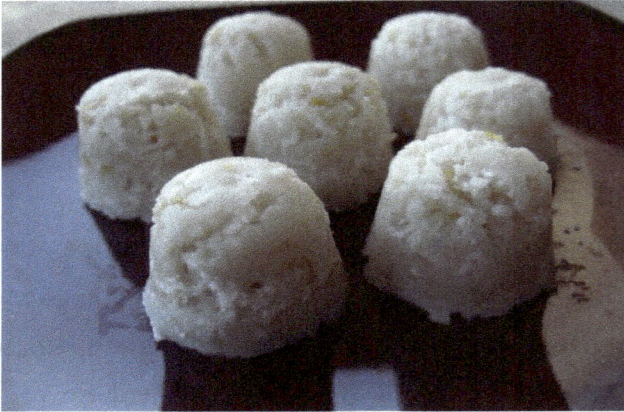

Ingredientes:

- 1 taza de maná de coco líquido
- $\frac{1}{2}$ - 1/3 taza de miel, al gusto
- jugo y ralladura de dos limones
- $\frac{1}{2}$ - 1 cucharadita de extracto de vainilla, opcional
- copos de coco, ligeramente tostados, opcional.

Preparación

1. En un bol, combine el maná de coco, la miel, el jugo y la ralladura de dos limones. La masa debe quedar bien, pero no extenderse. Si es demasiado líquido, colóquelo en el congelador durante unos minutos para que espese.

2. Una cuchara para servir helado, extienda pequeñas porciones de la masa sobre una superficie plana: una bandeja para hornear o un plato. Dale a la parte superior de los dulces una forma redondeada. Si lo desea, puede hacer bolas y enrollar en hojuelas de coco ligeramente tostadas. Pon los dulces terminados al frío. U otra opción, como la mía: rellenar pequeños moldes de silicona para congelar hielo con la masa preparada. Coloque en el refrigerador o congelador para solidificar. Los caramelos curados de moldes de silicona se desprenden muy fácilmente. Sirve frío con té.

10. Sopa de crema vegana con brócoli

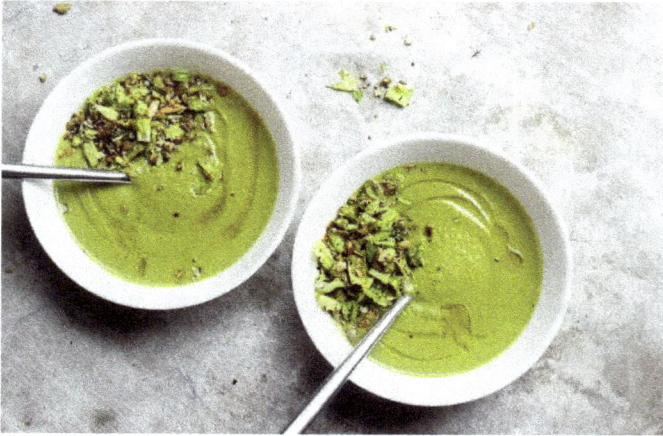

Ingredientes:

- 1 cucharada de aceite de coco o ghee de aceite de oliva o BGBA
- 1 cebolla mediana picada
- 2 dientes de ajo
- $\frac{1}{4}$ de cucharadita de hojuelas de pimiento rojo picante
- 4 tazas de caldo de verduras precocido o agua
- 1 cabeza de brócoli (aproximadamente 6 tazas), tallos pelados y picados, cogollos grandes picados
- 3 tazas de hojas de espinaca o 100 g congeladas (o 1/2 cabeza de coliflor picada)
- 1 aguacate en rodajas
- Jugo de limón al gusto (aproximadamente $\frac{1}{2}$ limón)

- Sal y pimienta para probar

Preparación:

1. Caliente el aceite en una cacerola pequeña. Agregue la cebolla, el ajo, la pimienta (si no se usa salsa) y cocine, revolviendo ocasionalmente, hasta que la cebolla se ablande durante 6-8 minutos. Añadir el caldo y llevar a ebullición.

2. Agregue el brócoli (y la coliflor, si lo usa) y cocine con la tapa cerrada durante aproximadamente 2 a 5 minutos, o hasta que estén tiernos. Agrega jugo de limón. Condimentar con sal y pimienta. Retirar del fuego y combinar con hojas de espinaca. Deje enfriar un poco.

3. Colocar la sopa en una licuadora junto con los trozos de aguacate y hacer puré. Alternativamente, puede hacer puré en la cacerola con una batidora de mano. Compruebe la sal y la pimienta. Sirve espolvoreado con aceite de oliva y / o adornado con rodajas de aguacate. Puede guardar la sopa en el refrigerador durante 3 días.

11. Salmón Curado con Betabel

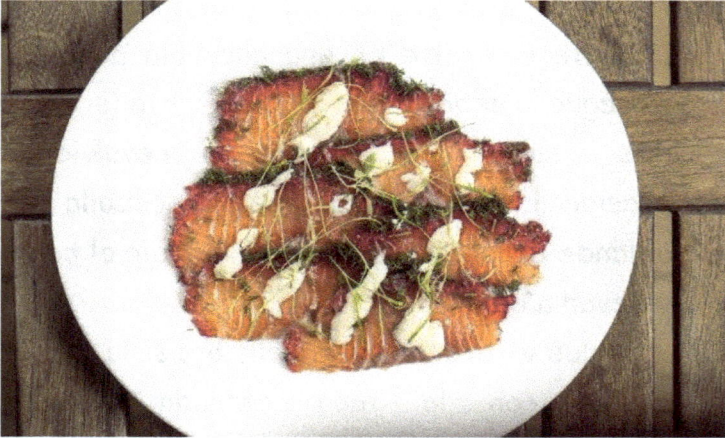

Ingredientes

- 2 tazas de sal de grano
- 2 cucharadas de ralladura de limón amarillo
- 2 cucharadas de ralladura de naranja
- 2 cucharadas de eneldo fresco
- 10 piezas de pimienta gorda, triturada
- 1/2 taza de azucar morena
- 2 tazas de remolacha cortadas en rodajas
- 2 kilos de salmón fresco entero pescado

Preparación

1. En un tazón mediano, mezcle la sal de grano con la ralladura de limón y naranja, el eneldo, la pimienta y el azúcar. Reserva.

2. Una charola con plástico autoadhesivo esparce las láminas de la remolacha hasta cubrir la superficie, agrega un poco de la mezcla del bol por encima de las remolachas, agrega el salmón y cubre completamente con la mezcla restante del bol.

3. Envuelve perfectamente el salmón, de modo que toda la superficie quede cubierta de remolacha y plástico.

4. Refrigera el salmón durante 1 día para que se impregnen los sabores.

5. Retire de la refrigeración, descubra el salmón en la envoltura y retire la sal tanto como sea posible hasta que esté limpio.

6. Corta la preparación en rodajas finas, sirve y disfruta.

12. Frittata de tomate y albahaca

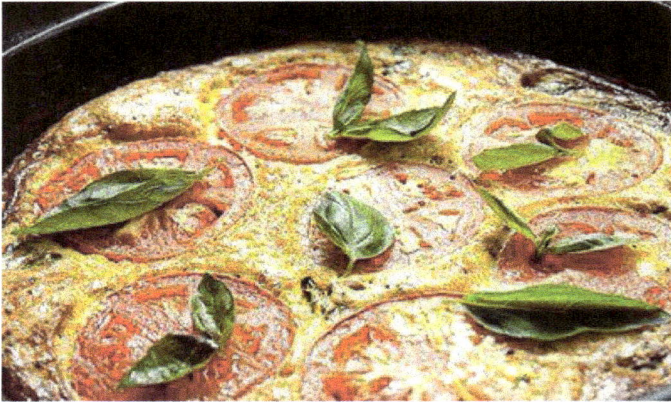

Ingredientes

- 10 huevos grandes
- 5 lonchas de tocino, cortado en trozos pequeños
- 1 cebolla morada grande, en rodajas finas
- 113 g. hojas tiernas de espinaca
- 2 tomates maduros pequeños cortados en rodajas finas
- 15 ml. mostaza entera o casera
- Hojas de albahaca fresca al gusto (para decorar)
- 15 ml. Grasa de cocción paleo o mantequilla
- Sal marina con pimienta negra recién molida para darle sabor.

Preparación

1. Precalentar el horno a 176 C
2. Batir los huevos y la mostaza en un bol y sazonar al gusto.
3. Calentar la grasa de cocción en una sartén para horno a fuego medio. Cocine el tocino y la cebolla hasta que la cebolla esté dorada (aproximadamente de 5 a 6 minutos).
4. Agregue las espinacas a la sartén y cocine por un minuto más o hasta que las espinacas se ablanden.
5. Vierta la mezcla de huevo en la sartén. Cocine hasta que endurezca un poco y coloque los tomates encima.
6. Una vez que los bordes cocine bien la frittata, pero aún goteando en el centro, coloque la sartén en el horno hasta que la frittata tome un bonito color dorado.
7. Adorne con unas hojas de albahaca encima y sirva.

13. Tortilla Caprese

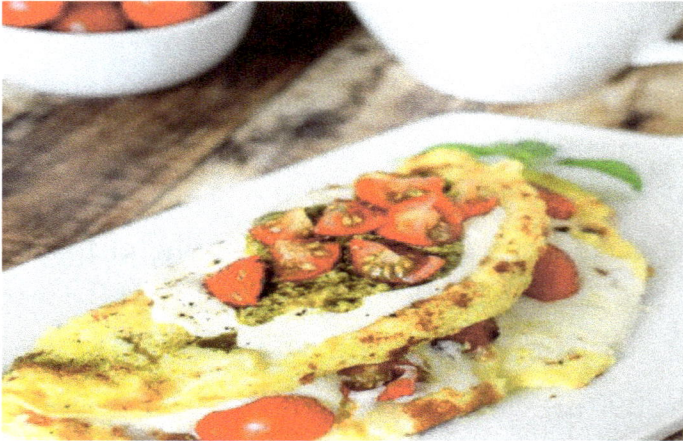

Ingredientes

- 2 cucharadas Aceite de oliva
- 6 huevos
- 100 g de tomates cherry, cortados en mitades o tomates cortados en rodajas
- 1 cucharada. albahaca fresca o albahaca seca
- 150 g (325 ml) de queso mozzarella fresco
- Sal y pimienta

Preparación

1. Romper los huevos en un bol para mezclar y agregar sal y pimienta negra al gusto. Batir con un tenedor hasta que todo esté completamente mezclado. Agregue la albahaca y revuelva.
2. Corta los tomates en mitades o en rodajas. Picar o rebanar el queso.
3. Calentar el aceite en una sartén grande. Freír los tomates durante unos minutos.
4. Vierta la mezcla de huevo sobre los tomates. Espere hasta que esté un poco firme y agregue el queso.
5. Baja el fuego y deja que la tortilla se endurezca. ¡Sirve inmediatamente y disfruta!

14. Panqueques de plátano y almendras

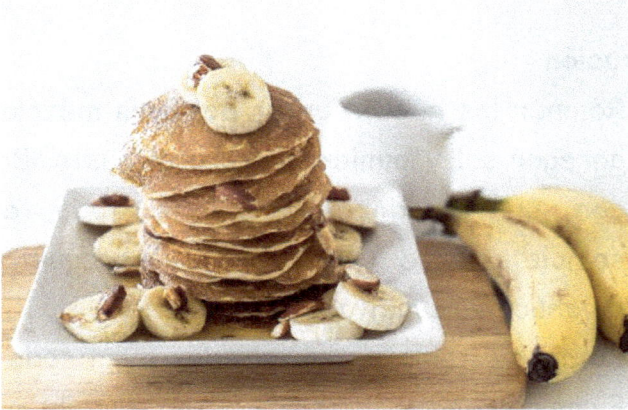

Ingredientes:

- 2 plátanos medianos
- 2 huevos grandes
- $\frac{1}{4}$ de vaso de leche de nueces o de coco o agua
- $\frac{3}{4}$ taza de harina de almendras bien molida (molida gruesa)
- 1 cucharadita de extracto de vainilla
- 1 cucharadita de canela molida (o más al gusto)
- 1 cucharadita de aceite de coco

Preparación:

1. Una licuadora (o procesador de alimentos) coloca plátanos, huevos y leche ligeramente machacados con un tenedor. Licue hasta que quede suave.

2. Agregue las almendras, la vainilla, la canela, molidas hasta formar harina. Mezclar bien con la licuadora encendida.

3. Calienta la sartén para panqueques. Engrasa bien y hornea los panqueques a fuego medio o bajo. Engrase la sartén con aceite periódicamente.

15. Tortitas de plátano sin harina

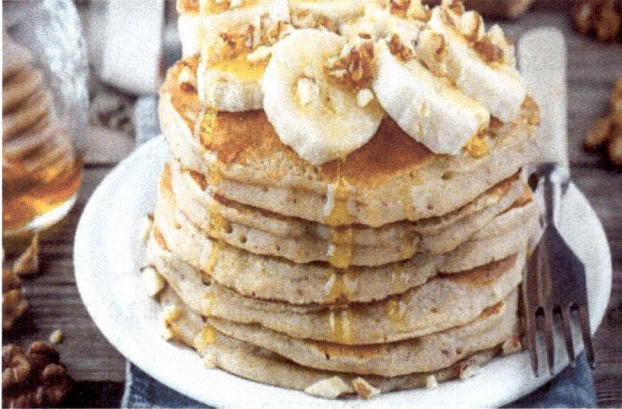

Ingredientes:

- ½ banana
- 1 huevo
- ¼ de cucharadita de vainilla
- 1/8 cucharadita de canela

Preparación:

1. Calentar una sartén a fuego lento. Engrase con grasa.
2. En un mini procesador de alimentos o licuadora, combine bien todos los ingredientes.
3. Vierta la masa de plátano y huevo en la sartén caliente. Freír a fuego lento por ambos lados.
4. Sirva con fruta, si no hay otras restricciones, con mantequilla de nueces, BGBK Nutella o salsa de maní dulce.

16. Tortitas finas de coco

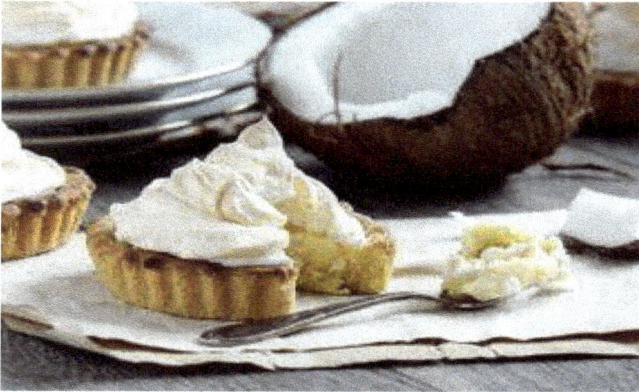

Ingredientes:

- 4 huevos
- 4 cucharadas de grasa según la dieta (si es posible, coco derretido)
- $\frac{1}{2}$ taza de leche de coco (o cualquiera que sea tu dieta)
- 3 cucharadas de harina de coco tamizada (¡mida después de tamizar!)
- 1/8 cucharadita de sal (o más al gusto)
- especias dietéticas

Preparación:

1. Batir los huevos en un recipiente mediano con una batidora.

2. Agregue el aceite gradualmente en porciones. Si lo tomas derretido, no será superfluo tener cuidado de no "hervir" accidentalmente los huevos.

3. Agrega la leche de coco, la harina de coco y la sal. Revuelva con una batidora por un minuto más. Como resultado, la masa debería espesarse ligeramente.

4. Calienta una sartén pequeña a fuego medio. Engrase ligeramente.

5. Vierta aproximadamente 1/3 de taza de masa sobre él y distribuya la porción uniformemente alrededor del círculo. Debería obtener un panqueque redondo relativamente delgado. Vuelva a poner la sartén al fuego y fría primero durante 2 minutos por un lado, y

luego, volteando suavemente el panqueque, durante aproximadamente un minuto por la parte de atrás hasta que esté cocido.

6. Guarde los panqueques en el refrigerador en un recipiente bien cerrado.

17. Panqueques de calabacín sin harina

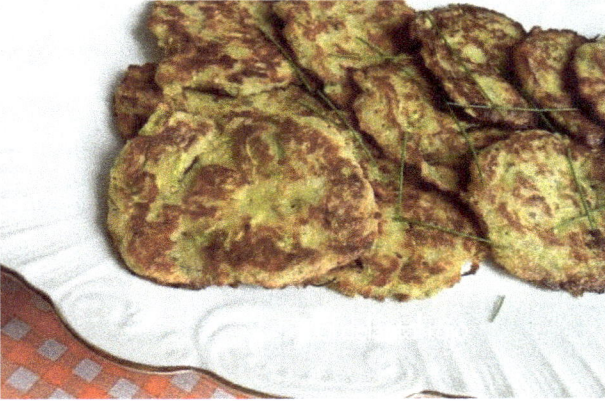

Ingredientes:

- 1 taza de calabacín rallado
- 1 huevo
- 1/2 cucharadita de levadura en polvo
- un poco de sal
- Si lo desea, las especias de las permitidas (pimienta molida, nuez moscada, etc.) o cebollas verdes finamente picadas.
- 1 cucharada de semillas de girasol o sésamo
- grasa para freír (preferiblemente aceite de coco)

Preparación:

1. Mezcle todos los ingredientes con cuidado. Freír los panqueques en una sartén precalentada con grasa a dieta. Espolvoree con semillas (si se usan) antes de voltear el panqueque hacia el otro lado. Sirva inmediatamente con crema agria o crema de anacardos, fruta, mermelada.

18. Ensalada de papaya con pepino

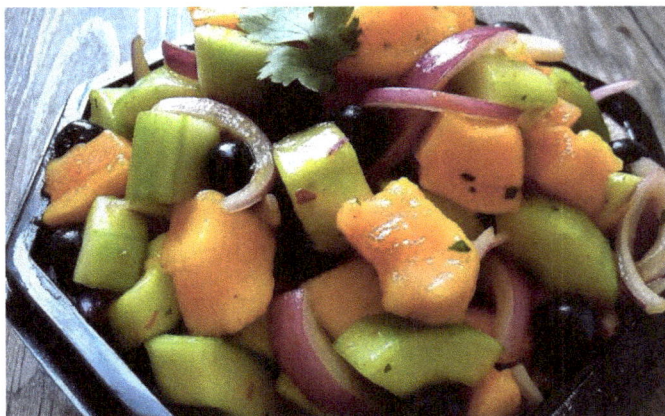

ingredientes

- 900 g de papaya (2 papayas)
- 1 kg de pepino (2 pepinos)
- 2 limones orgánicos
- 1 cucharada de miel líquida de flores
- 1 cucharada de aceite de oliva
- 3 tallos de menta
- ½ traste cebollino
- sal

Pasos de preparación

1. Pelar las papayas y cortarlas en cuartos a lo largo. Descorazona la pulpa y córtala en rodajas de unos 5 mm de grosor. Transfiera a un tazón grande.
2. Lavar y pelar los pepinos, cortarlos por la mitad a lo largo y descorazonarlos con una cuchara. Cortar transversalmente en rodajas también de unos 5 mm de grosor y añadir a las papayas.
3. Lavar 1 limón con agua caliente, secar y rallar finamente la cáscara. Pele ambos limones tan espesos que la piel blanca también se elimine.
4. Corta los filetes de limón entre las pieles de separación y córtalos por la mitad. Agrega los filetes y la ralladura de limón a la mezcla de papaya y pepino.
5. Combine la miel y el aceite de oliva en un tazón pequeño. Mezclar con los filetes de papaya, pepino y limón y dejar reposar la ensalada durante unos 15 minutos.
6. Mientras tanto, lave la menta y el cebollino y agite para secar. Se arrancan las hojas de menta y se cortan en tiras, las cebolletas en rollos.
7. Agrega las cebolletas y la menta a la ensalada. Sazone al gusto con un poco de sal y sirva o

coloque en un recipiente de almacenamiento de alimentos bien cerrado (aprox. 1,5 l de capacidad) para su transporte.

19. Cóctel de pimiento rojo

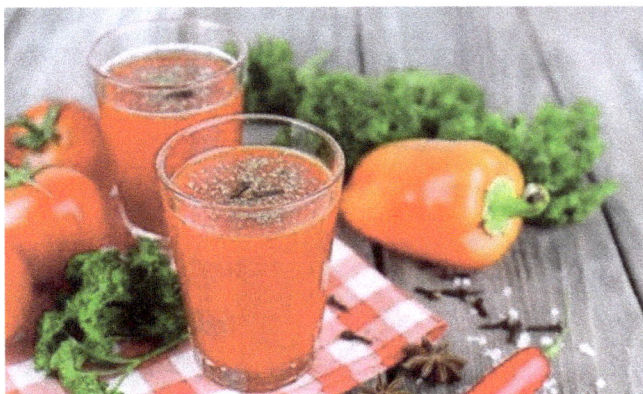

ingredientes

- 1 tallo de menta
- 200 g de pimiento verde (1 pimiento verde)
- 200 g de pimiento amarillo (1 pimiento amarillo)
- 250 naranjas jugosas (2 naranjas jugosas)

Pasos de preparación

1. Lave la menta, agítela para secarla y quítele las hojas. Cortar por la mitad, quitar el corazón, lavar y cortar en cuartos los pimientos.

2. Corta las naranjas por la mitad y exprímelas.

3. Pica finamente los cubitos de hielo en un triturador de hielo y colócalos en un vaso. Exprima los trozos de pimiento en un exprimidor y revuelva en el vaso con el jugo de naranja. Adorna con menta.

20. Jugo de melón y espinacas

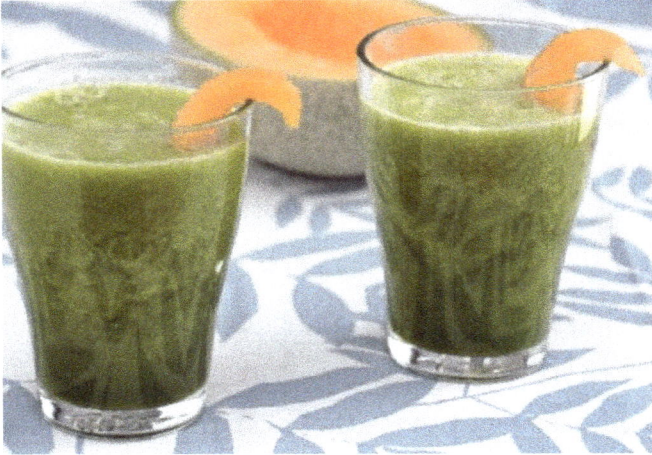

ingredientes

- 350 g de melón dulce pequeño (0.5 melón dulce pequeño)
- 250 g de espinacas tiernas tiernas
- 1 ramita de canela (aprox. 1 cm)
- nuez moscada

Pasos de preparación

1. Saca el corazón del melón con una cucharadita. Primero corte el melón en gajos, luego corte la pulpa de la piel y corte en cubos grandes.

2. Limpiar la espinaca y lavarla bien en un recipiente con agua. Renueve el agua varias veces hasta que quede clara.

3. Quite las tiras finas de la rama de canela con un cuchillo pequeño y afilado.

4. Exprime ligeramente las espinacas; Si lo desea, deje una hoja y un pequeño paso a un lado para la guarnición. Exprime el resto con el melón en un exprimidor y coloca en un vaso con cubitos de hielo. Unta un poco de nuez moscada por encima, decora con canela y posiblemente las espinacas reserva y disfruta de inmediato.

21. Bebida de pepino y melón

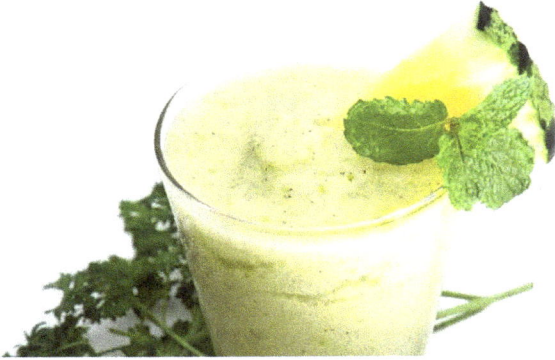

ingredientes

- 300 g de mini pepinos
- 350 g de melón cantalupo
- 4 kumquats

Pasos de preparación

1. Lavar bien el pepino con agua caliente, secarlo frotar, limpiar, cortar por la mitad a lo largo y cortar en trozos.

2. Quita el corazón del melón con una cuchara. Cortar la pulpa en gajos, cortar la piel y cortar en dados gruesos.

3. Lave bien los kumquats con agua caliente y séquelos frotando. Corta un kumquat en rodajas pequeñas.

4. Corta en cuartos los kumquats restantes, agrega el pepino y el melón al exprimidor y vierte en un vaso grande. Adorne con las rodajas de kumquat.

22. Huevo envuelto en jamón

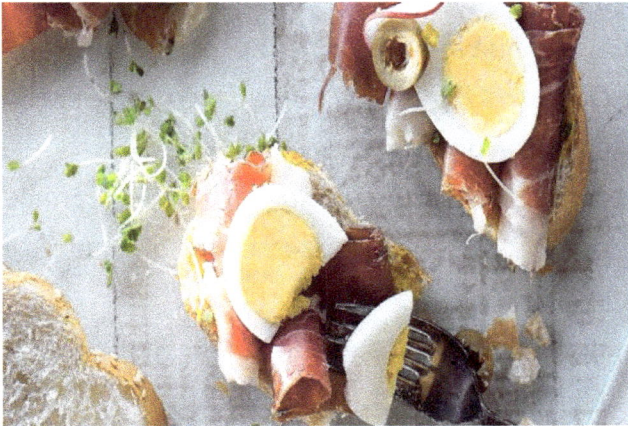

ingredientes

- 4 huevos
- 40 g de crema para ensalada (2 cucharadas)
- 40 g de yogur griego (2 cucharadas)
- 1 cucharadita de mostaza de grano grueso
- sal
- pimienta
- 1 chorrito de jugo de limón
- 20 g de brotes mixtos (4 cucharadas)
- 80 g de jamón serrano (4 lonchas)

Pasos de preparación
1. Pique los huevos y cocine en agua hirviendo durante unos 8 minutos. Luego enfriar en agua fría, pelar y dejar enfriar.
2. Mientras tanto, mezcle la crema de lechuga con yogur y mostaza y sazone con sal, pimienta y una pizca de jugo de limón.
3. Enjuagar los brotes con agua caliente y escurrir bien.
4. Envuelva 1 huevo cada uno con 1 loncha de jamón, colóquelos en una huevera y espolvoree con crema para ensalada. Adorne con brotes.

22. Pastel de patata con cordero y verduras

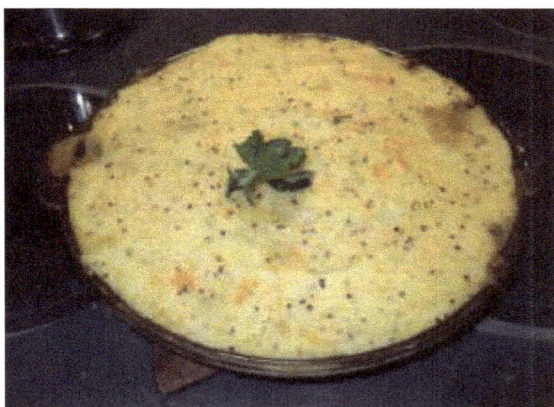

Ingredientes:

- 700 g de patatas de mediana edad, peladas (se pueden sustituir por media calabaza fresca)
- 2 cucharadas de leche vegana
- 1 cucharada de mostaza BG (mejor que el grano integral)
- 400-500 g de pulpa de cordero magra finamente picada
- 1 cebolla grande, finamente picada
- 2 tallos de apio, picados o 1 taza de guisantes congelados
- 2 zanahorias, ralladas o finamente picadas
- 2/3 taza de caldo de carne
- $\frac{1}{4}$ vasos de vino tinto

- 4 cucharadas de hojuelas de quinua (o avena BG) o 3 cucharadas de harina de arroz
- 2 cucharadas de puré de tomate (opcional)
- 2 cucharadas de romero fresco, finamente picado. o 2 cucharaditas. seco (se puede sustituir con mejorana o una mezcla de hierbas secas al gusto)
- sal y pimienta para probar
- BGBK derretido o aceite vegetal para lubricar la parte superior, aproximadamente 1 cucharada.
- verduras para decorar

Preparación:
1. Hervir las patatas en agua con un poco de sal hasta que estén blandas, pero sin hervir. Escurrir y triturar con un mortero de papa hasta que quede suave.
2. Agrega la leche vegana y la mostaza.
3. Encienda la calefacción del horno a 200 grados C (400 F).
4. Sofreír la carne de cordero picada (no le agrego grasa). Luego ponga las cebollas, el apio y las zanahorias preparados y cocine

durante 3-5 minutos, revolviendo constantemente.

5. Agregue hojuelas de quinua (o harina de arroz), caldo, vino tinto, pasta de tomate y guisantes congelados (si se usan). Mezcla. Hervir.

6. Agregue hierbas, sal y pimienta al gusto.

7. Coloque la mezcla de carne en una fuente de horno resistente al calor (aproximadamente 2 litros). Pon una capa de papa encima. Si quieres y tienes tiempo, puedes embellecer la capa de papa. Para hacer esto, coloque el puré de papas en una masa (o bolsa de plástico ordinaria) con una boquilla decorativa y cubra toda la superficie de la capa de carne, exprimiendo el puré de papas en forma de torretas corrugadas. Esta opción se ve muy impresionante en una mesa festiva. Espolvorear con aceite y hornear en el horno durante 30-35 minutos.

8. Sirva caliente con verduras frescas o ensalada.

23. Trucha con avellanas

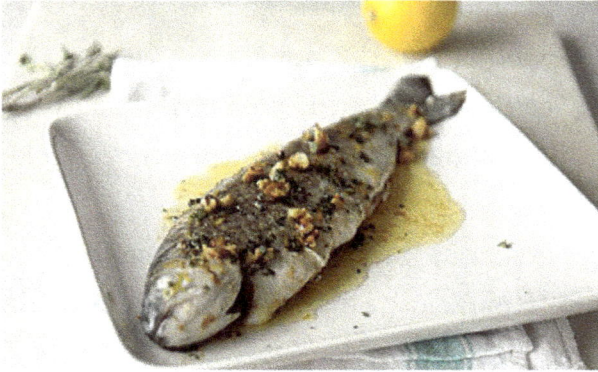

Ingredientes:

- ½ taza de avellanas
- 4 cucharadas de grasa dietética (preferiblemente con ghee BGBK, aceite de coco o aguacate)
- 4 cosas. trucha, pelada de las entrañas, cada una con un peso aproximado de 300 g
- 2 cucharadas de jugo de limón
- Sal y pimienta para probar
- Porción: guarnición (guiso de col rizada o espinacas), rodajas de limón, perejil

Preparación:

1. Precaliente el horno a 220 grados (425 F). Coloque las avellanas en una bandeja para hornear o una sartén y fría, revolviendo ocasionalmente, hasta que las avellanas comiencen a romperse y se puedan pelar fácilmente. Vierta las nueces en un paño limpio, envuélvalas y frótelas bien por encima, asegurándose de que estén completamente peladas. Deje enfriar las nueces y luego pique. Debería preparar aproximadamente $\frac{1}{2}$ taza de avellanas.

2. Caliente 3 cucharadas en una sartén grande. grasa en la dieta. Salpimentar la canal de la trucha (sin vísceras, pero con espinas), por fuera y por dentro. Freír en dos en una sartén por ambos lados, durante unos 12-15 minutos, o hasta que la trucha esté dorada y la carne se desprenda fácilmente al pincharla con un tenedor.

3. Coloque la trucha cocida en un plato con una toalla de papel para absorber el exceso de grasa y luego colóquela en un plato para servir caliente. Mientras se preparan otras

porciones de pescado y salsa, guarde el plato en un lugar cálido.

4. Después de que todo el pescado esté cocido, ponga la cucharada restante en la sartén. mantequilla y freír las avellanas picadas encima hasta que estén doradas, revolviendo de vez en cuando. Vierta el jugo de limón, revuelva bien e inmediatamente vierta la salsa de mantequilla sobre el pescado terminado. Sirva allí mismo, adornado con hierbas, ramitas de perejil y rodajas de limón.

24. Lasaña de verduras con brócoli

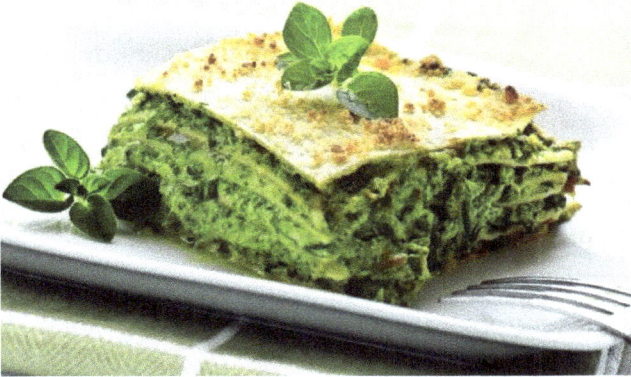

Ingredientes:

- 9 capas de lasaña (sin gluten si sin gluten)
- 500 ml de salsa de tomate reducida en sal
- 2 dientes de ajo finamente picados
- ½ cucharadita de orégano seco
- 300 g de brócoli (si está congelado, descongelar y exprimir el exceso de líquido de antemano)
- 1 taza de zanahorias ralladas
- 450 g de queso ricotta (se puede reemplazar con pasta de cuajada o análogo de queso sin caseína)
- ¼ de taza de queso parmesano rallado (o su equivalente vegano)
- 1 taza de mozzarella rallada (o sustituto vegano)

Preparación:

1. Prepare capas de lasaña de acuerdo con las instrucciones. Engrasar un molde de 30x20 cm con aceite de oliva. Encienda la calefacción del horno a 175 grados C (350 F) /

2. En un tazón pequeño, combine la salsa de tomate, el ajo y el orégano.

3. En otro recipiente, combine el brócoli, las zanahorias ralladas, el queso ricotta y el parmesano (o sus análogos). Mezcla. (Para un mejor enmascaramiento de las verduras, se pueden cocer previamente al vapor o en el microondas durante 4-5 minutos. Dejar enfriar y picar en puré).

4. Escurre las capas de lasaña. Espolvorear ligeramente con aceite de oliva para evitar que se peguen las capas.

5. Vierta medio vaso de salsa de tomate preparada en una fuente para hornear. Distribuya uniformemente. Coloque 3 capas de lasaña encima, sobre ellas, la mitad de la mezcla de verduras. Luego otro medio vaso de salsa de tomate, 3 capas más de lasaña. Cubra con la mitad restante de la mezcla de verduras y la mitad de la salsa de tomate. Cubre con las últimas 3 capas de lasaña y el resto de la salsa de tomate.

6. Espolvorea con mozzarella rallada (o una alternativa vegana) encima.

7. Coloque en el horno durante 45 minutos. Deje que la lasaña terminada se enfríe durante 15 minutos antes de cortarla en porciones.

25. Chuletas de cereal de quinua

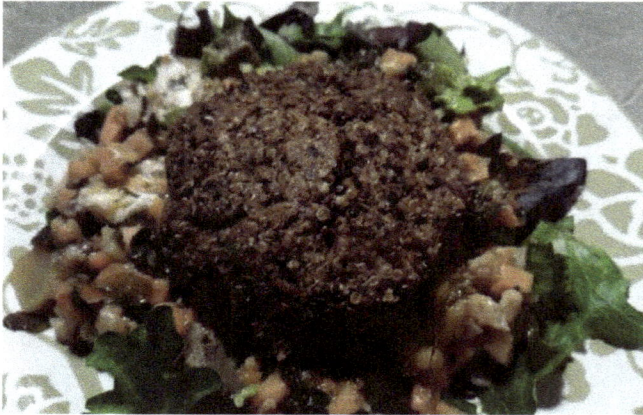

Ingredientes:

- 1 taza de sémola de quinua
- 2 tazas de caldo de verduras (menos si el cereal se remojó previamente)
- $\frac{1}{2}$ taza de nueces
- $1\frac{1}{4}$ taza de bizcochos BGBK molidos (pan rallado)
- 1/2 cebolla picada
- 1 aguacate pequeño, cortado en cubitos
- 1 cucharadita de ajo en polvo (o 2-3 dientes grandes de ajo fresco)
- 1 cucharadita de pimentón

- 1 cucharadita de chile en polvo (o menos, dependiendo de la severidad de la pimienta y su preferencia de sabor)
- $\frac{1}{2}$ cucharadita de comino
- $\frac{1}{2}$ cucharadita de pimienta negra molida
- 1 cucharadita de sal

Preparación:

1. Remojar la quinua y las nueces bien lavadas el día anterior.
2. Hierva los granos en el caldo de verduras hasta que el caldo hierva por completo (15-20 minutos). Deje enfriar un poco.
3. Muele las nueces en un procesador de alimentos.
4. Agregue la papilla de quinua cocida, las galletas saladas, la cebolla picada y el aguacate picado. Procesa todo.
5. En un tazón pequeño, combine todas las especias y la sal. Agregue a la mezcla en un procesador de alimentos y procese nuevamente hasta que esté completamente alineado. Deberías obtener una masa pegajosa.

6. Cubra una bandeja para hornear con pergamino. Encienda la calefacción del horno a 190 grados C (375 F).

7. De la masa resultante, moldee las chuletas (6 grandes o 10 pequeñas). Coloque en una bandeja para hornear y hornee en un horno caliente durante 35 minutos, volteando al revés después de los primeros 20 minutos.

26. Tiras de cordero tandoori

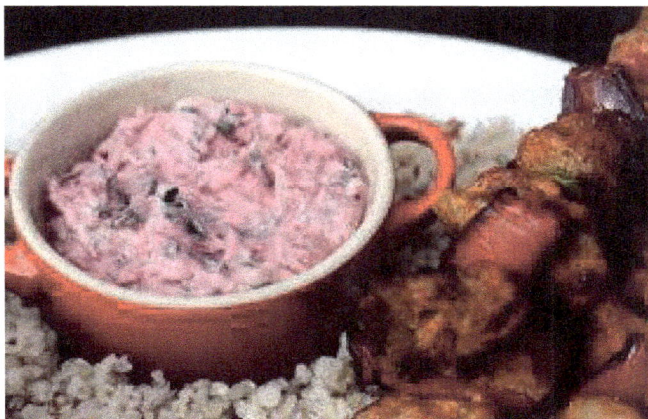

ingredientes

- 350 g de lomo de cordero
- 1 cucharada de mezcla de especias tandoori
- 2 cebollas rojas pequeñas
- 200 g de pimiento amarillo (1 pimiento amarillo)
- 150 g de piña fresca
- 1 cucharada de aceite (por ejemplo, aceite de colza)
- 100 ml de caldo de verduras clásico
- 200 ml de leche de coco (9% de grasa)

- sal
- pimienta

Pasos de preparación

1. Cortar el cordero en cubos de 1 cm y mezclar con la especia tandoori.
2. Pelar las cebollas y cortarlas en gajos. Limpiar, cortar en cuartos, quitar el corazón, lavar el pimiento y cortar en cubos de 5 mm. Además, corta la piña en cubos de 5 mm.
3. Calentar el aceite en una sartén antiadherente y freír los cubos de cordero a fuego alto durante 1 minuto.
4. Saca la carne. Freír las cebollas y los pimientos en la sartén durante 1 minuto mientras revuelve.
5. Rellene con caldo y leche de coco y cocine durante 2 minutos.
6. Agregue el cordero y los cubitos de piña a la salsa y cocine por otros 2 minutos. Sazona con sal y pimienta y sirva inmediatamente.

27. Ensalada de col con frutas

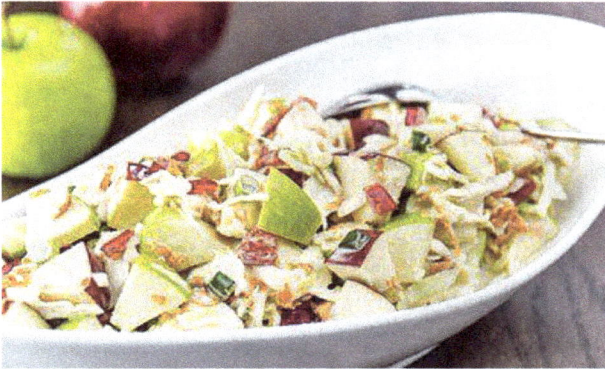

Ingredientes

- 1 cabeza de col verde lavada y cortada en rodajas muy finas;
- 1 zanahoria grande, rallada;
- 2 tazas de piña fresca, pelada, sin corazón y picada;
- 1 taza de naranjas mandarina, picadas;
- 1 taza de uvas rojas picadas;
- 1/4 taza de mayonesa casera;

Preparación

1. Dentro de un tazón grande, mezcle todos los ingredientes. Deje enfriar la ensalada en el refrigerador al menos 1 hora antes de servir.

28. Filetes de cerdo a la plancha

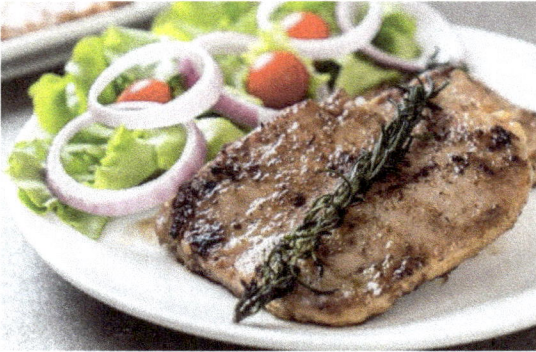

ingredientes

- 1 naranja orgánica
- 2 chiles rojos
- $\frac{1}{2}$ lima
- 2 cucharadas de aceite + aceite para la parrilla
- 2 cucharadas de pasta de tomate
- 1200 g de filete de cerdo listo para cocinar (2 filetes de cerdo listos para cocinar)

Pasos de preparación

1. Para la marinada, lave y seque la naranja y ralle finamente la piel. Exprime la naranja.

2. Cortar por la mitad los chiles a lo largo, quitar el corazón, lavar y picar finamente. Exprime la lima.

3. Mezcle los ingredientes preparados con 1 cucharada de aceite, jugo de limón y pasta de tomate, luego colóquelos en una bolsa para congelador con cierre hermético.

4. Seque los filetes de cerdo y colóquelos en la marinada, cierre la bolsa y voltee bien los filetes en la marinada, así que agite bien. Déjelo reposar (marinar) en el refrigerador durante al menos 3 horas.

5. Retirar los filetes de cerdo de la marinada y escurrir. Ase a la parrilla alrededor de la parrilla ligeramente caliente y ligeramente engrasada durante aprox. 15 minutos (posiblemente un poco más) mientras gira.

6. Deje reposar la carne durante 5 minutos envuelta en papel de aluminio antes de cortarla. Esto va bien con el condimento de melón a la parrilla.

29. Ensalada fina de hinojo

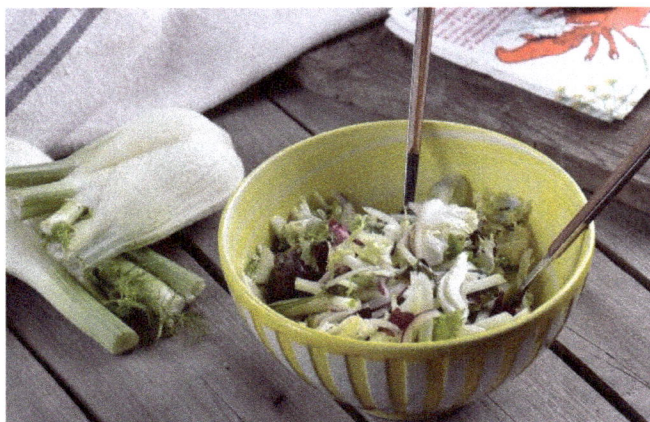

ingredientes

- 2 tubérculos de hinojo
- 1 cebolla morada
- 1 naranja orgánica pequeña
- ½ limón
- 100 g de salami de hinojo en rodajas muy finas
- 1 cucharadita de miel
- 1 cucharadita de mostaza dijon
- sal
- pimienta
- 3 cucharadas de aceite de oliva prensado en frío

Pasos de preparación

1. Limpie, lave, seque el hinojo y córtelo en rodajas finas como una oblea con una cortadora de verduras o una cortadora de verduras.

2. Pelar la cebolla y picar finamente. Enjuague la naranja con agua caliente, frote para secar y frote finamente alrededor de la mitad de la cáscara.

3. Exprime la naranja y mide 2 cucharadas de jugo. Exprime el limón y mide 1 cucharada de jugo.

4. Coloca el hinojo y la cebolla picada con las rodajas de salami de forma decorativa en un plato.

5. Mezcle el jugo de naranja, jugo de limón, miel, mostaza, sal y pimienta. Retirar el aceite de oliva. Vierta la salsa sobre los ingredientes, déjela reposar durante 10 minutos y sirva.

30. Brochetas de pescado marroquíes

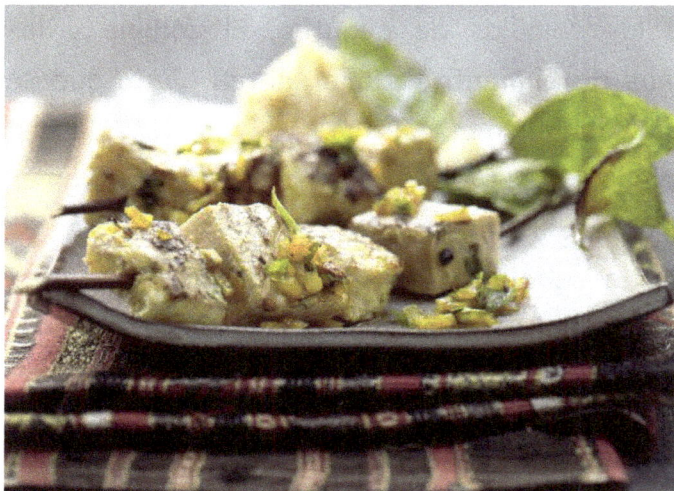

ingredientes

- $\frac{1}{2}$ cucharadita de semillas de cilantro
- 1 cucharadita de comino
- 5 granos de pimienta negra
- 2 chiles secos
- hebras de azafrán (1 paquete)
- cebolla
- dientes de ajo
- 1 cilantro fresco
- 1 lima
- 1 cucharada de vinagre de vino tinto
- Cucharada de aceite de oliva
- sal marina
- 400 g de filete de locha
- 200 g de filete de pez espada

Pasos de preparación

1. Ase las semillas de cilantro, el comino y los granos de pimienta en una sartén hasta que se levante un humo aromático.

2. Muele los chiles secos y las hebras de azafrán en un mortero o picadora.

3. Pelar la cebolla y el ajo y picarlos finamente. Lavar el cilantro, agitar para secar. Arranque las hojas y pique finamente.

4. Exprime la lima. Mezcle las especias molidas, las cebollas, el ajo y el cilantro en un bol con 3 cucharadas de jugo de limón, vinagre y aceite de oliva para formar una mezcla de condimentos (chermoula) y sal.

5. Enjuague los filetes de pescado, séquelos y córtelos en aprox. Cubos de 2 cm. Convierta el pescado en aproximadamente 2/3 de la chermoula y déjelo marinar en el refrigerador durante al menos 1-2 horas.

6. Coloque los trozos de pescado en 4 pinchos largos de madera y áselos a la parrilla sobre carbón medio caliente o en una sartén para asar durante 2 minutos por cada lado. Sirve con el resto de la chermoula.

31. Ensalada de espárragos y tomate

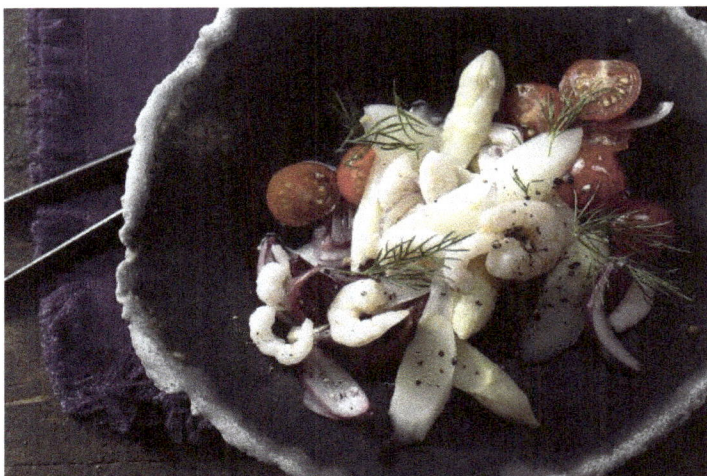

ingredientes

- 1 limón
- 1 cebolla morada
- 1 eneldo
- 200 g de tomates cherry
- 150 g de camarones de mar profundo (listos para cocinar)
- 2 cucharadas de aceite de oliva
- 1 cucharadita de sirope de agave o miel
- sal
- pimienta negra
- 500 g de espárragos blancos

Pasos de preparación

1. Exprime el limón. Pelar la cebolla y cortarla en tiras finas. Lavar el eneldo, agitar para secar y picar. Lave los tomates y córtelos por la mitad. Poner el jugo de limón, la cebolla, el eneldo y los tomates en un bol con las gambas, el aceite y el almíbar de agave. Sal, pimienta y mezcla bien.

2. Lavar los espárragos y pelarlos bien con el pelador. Corta los extremos leñosos y corta los palitos en forma diagonal en rodajas. Deja las puntas de los espárragos enteras.

3. Lleve a ebullición una cacerola suficientemente grande con agua con sal y cocine los espárragos en ella durante 4-5 minutos hasta que estén al dente.

4. Escurrir los espárragos en un colador y escurrir bien.

5. Agregue a los otros ingredientes mientras aún está tibio y mezcle bien. Deje reposar durante 3 minutos, sazone nuevamente con sal y pimienta y sirva.

32. guiso de calabaza

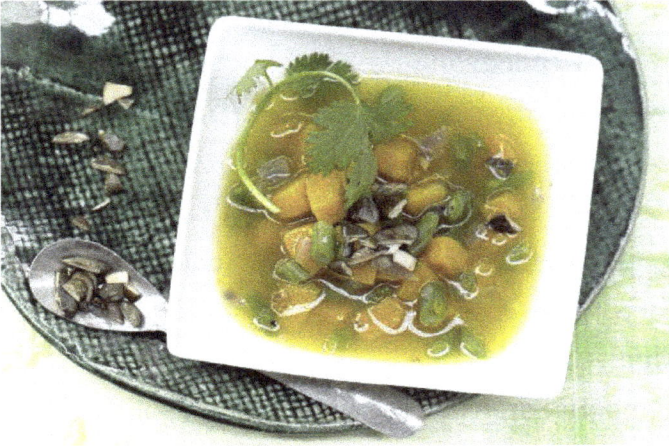

ingredientes

- 1 cebolla morada pequeña
- 1 pieza de calabaza Hokkaido (aprox.350 g, pesada con cáscara)
- 50 g de judías verdes
- 200 ml de caldo de verduras clásico
- 1 cucharadita de semillas de calabaza
- sal
- pimienta
- 1 pizca de cilantro molido
- 1 tallo de cilantro fresco (al gusto)

Pasos de preparación

1. Pelar la cebolla y picar finamente.

2. Quita el corazón de la calabaza con una cucharada, córtala en trozos grandes y pélala con un pelador.

3. Cortar las rodajas de calabaza en cubos de 1 cm.

4. Lavar las judías, escurrirlas en un colador, limpiar y cortar en diagonal en rodajas de 5 mm de grosor.

5. Pon la cebolla picada y en rodajas frijoles en una cacerola con el caldo. Llevar a ebullición y cocinar tapado durante 2 minutos.

6. Agregue los trozos de calabaza, lleve a ebullición nuevamente y cocine tapado durante otros 8-10 minutos a fuego lento.

7. Mientras tanto, pica finamente las semillas de calabaza. Asar en una cacerola pequeña sin grasa y dejar enfriar.

8. Sazone el guiso de calabaza con sal, pimienta y cilantro. Espolvorea con las semillas de calabaza, decora con unas hojas de cilantro si quieres y sirve.

33. Rollitos de pepino rellenos

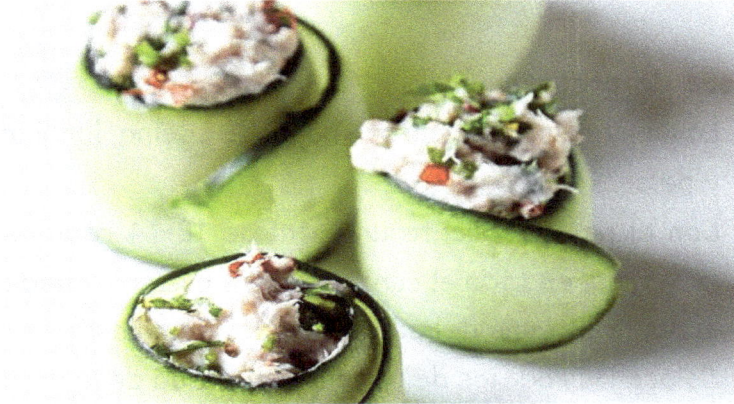

ingredientes

- 1 mini pepino
- sal
- 2 tallos de albahaca
- 40 g de pimiento rojo pelado y en escabeche (peso escurrido; vaso)
- 50 g de pechuga de pavo ahumado (2 lonchas)

Pasos de preparación

1. Lavar el pepino, secar con papel de cocina, limpiar y pelar.
2. Con el pelador, corte un total de 12-14 rodajas muy finas en todo el contorno para que solo quede la parte interna del pepino con las semillas.
3. Coloca las rodajas de pepino una al lado de la otra y espolvorea con un poco de sal.
4. Lavar la albahaca, secar con agitación y arrancar las hojas. Reserva un poco, corta el resto en tiras muy finas.
5. Cortar el pimiento morrón a lo largo en tiras. También corte la pechuga de pavo en tiras finas y largas y mezcle ambas en un bol con las tiras de albahaca.
6. Seque las rodajas de pepino con papel de cocina.
7. Coloque de 3 a 4 rodajas de pepino una al lado de la otra a lo largo, superponiendo ligeramente.
8. Unte el relleno de pimiento morrón y pavo encima y enrolle las rodajas de pepino en rollos. Adorne con las hojas de albahaca restantes.

34. Ensalada de Aguacate, Piña y Pepinos

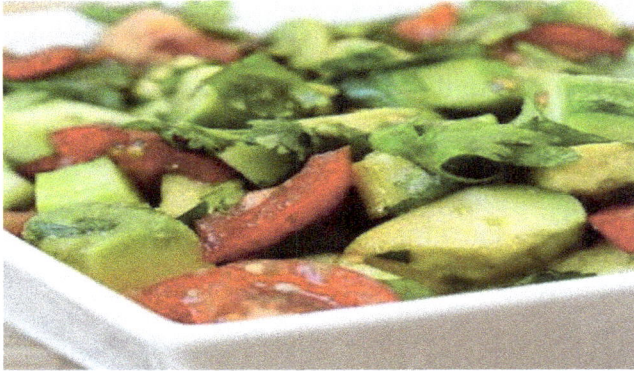

Ingredientes

- 1 rebanado pepino
- 3 rodajas de piña (piña)
- 1/2 cebolla morada fileteada
- 2 aguacates (aguacates)
- 1/3 taza de aceite de oliva
- 2 cucharadas de jugo de limón
- 1 cdita de sal
- 1 cdita de pimiento

Preparación

1. Corta el aguacate y la piña en cubos medianos.
2. Posteriormente corta el pepino a lo largo, quita las semillas con una cuchara y córtalo en rodajas.
3. Mezclar lo anterior en un bol, agregar la cebolla morada, la sal, la pimienta y sazonar con aceite de oliva y jugo de limón.

35. Ensalada de mango y aguacate

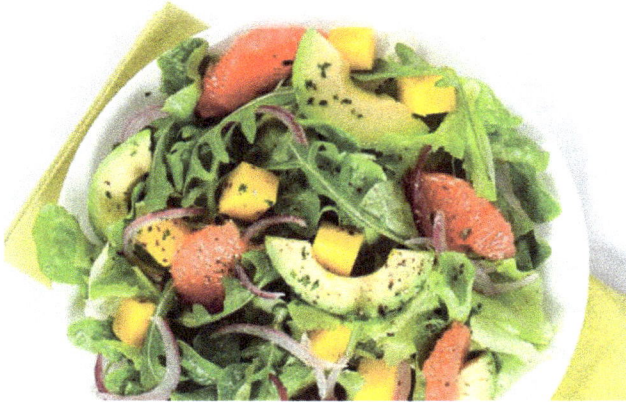

Ingredientes

- 1 unidad (es) de lechuga picada
- 1 pizca de pimienta
- 1 unidad (es) de aguacate
- 1 unidad (es) de mango
- 1 cucharada de vinagre de vino blanco
- 1 cucharada de aceite de oliva
- 2 cucharadas de almendras tostadas picadas
- 2 cucharadas de arándanos secos
- Sal

Preparación

1. Pelar y picar las verduras.
2. Pon la lechuga, el mango, el aguacate, las almendras y los arándanos en un bol.
3. Por otro lado, mezcla el aceite con el vinagre y agrega sal y pimienta.
4. Vierta sobre la ensalada y mezcle.
5. Sirve en platos y disfruta.

36. Aguacate Relleno de Amaranto

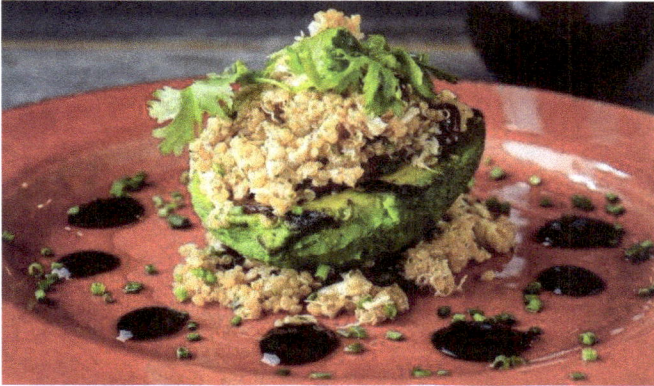

Ingredientes

- 2 tazas de amaranto
- 3 piezas de aguacate
- 1 taza de tomate picado en cubos pequeños
- 1 cucharada de aceite de oliva
- 1/4 taza de cilantro finamente picado y desinfectado
- Al gusto de sal y pimienta

Preparación

1. En un bol, mezcle el amaranto, el tomate y el cilantro. Salpimenta al gusto.
2. Corta los aguacates por la mitad, luego retira el hueso y rellena con la mezcla anterior.
3. Vierta un poco de aceite de oliva sobre el aguacate relleno. Servir frío

37. Huevos a la cazuela

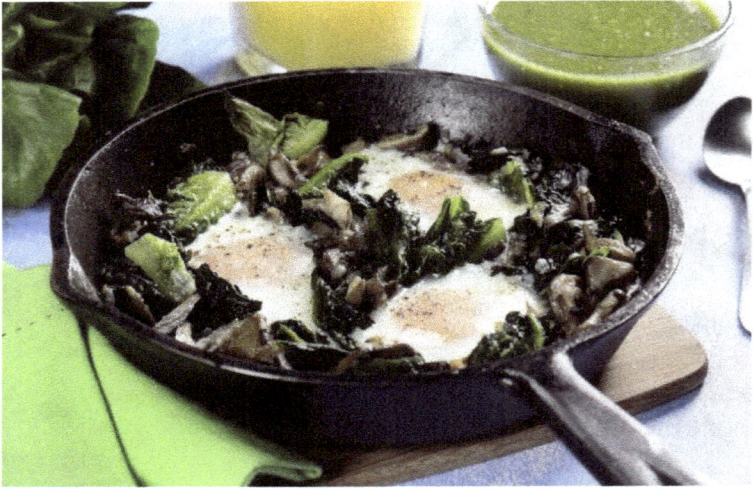

Ingredientes

- 1 cucharada de aceite de coco
- 2 dientes de ajo finamente picados
- 1/2 taza de cebolla finamente picada
- 3 tazas de champiñones cortados en tiras
- 2 tazas de espinacas tiernas
- 1/2 cucharadita de sal
- 1/4 cucharadita de pimienta
- 1 taza de lechuga romana Eva, picada
- 8 piezas de huevo
- 3 pizcas de sal
- 3 pizcas de pimienta
- 1 taza de salsa verde

Preparación

1. Precalienta el horno a 180 ° C.
2. Calienta una sartén a fuego medio con el aceite de coco y luego cocina el ajo y la cebolla hasta que estén transparentes. Agrega unos champiñones, espinacas y la Mini Lechuga Romana Eva. Cocine 5 minutos o hasta que esté suave. Sazonar y reservar.
3. Dentro de la misma sartén agregue los huevos y agregue la temporada. Hornéalo durante 5 minutos o hasta que la clara esté cocida. Retirar del horno.
4. Báñese con salsa verde. Servir y disfrutar.

38. Salmón Curado con Betabel

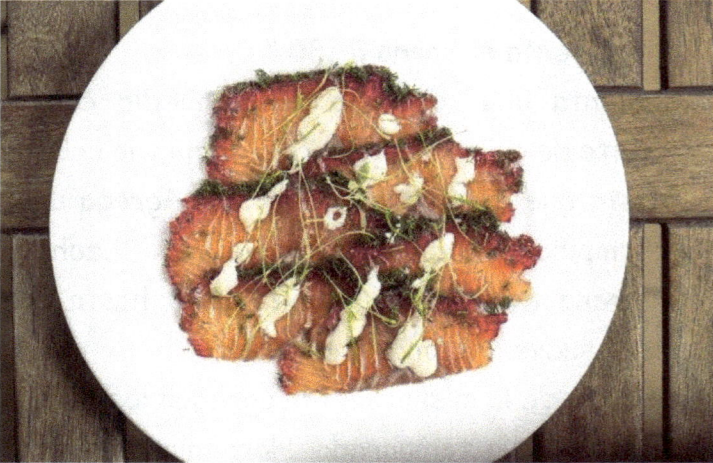

Ingredientes

- 2 tazas de sal de grano
- 2 cucharadas de ralladura de limón amarillo
- 2 cucharadas de ralladura de naranja
- 2 cucharadas de eneldo fresco
- 10 piezas de pimienta gorda, triturada
- 1/2 taza de azucar morena
- 2 tazas de remolacha cortadas en rodajas
- 2 kilos de salmón fresco entero pescado

Preparación

1. En un tazón mediano mezcle la sal de grano con la ralladura de limón y naranja, el eneldo, la pimienta y el azúcar. Reserva.

2. En una charola con plástico autoadhesivo esparce las láminas de remolacha hasta cubrir la superficie, agrega un poco de la mezcla del bowl por encima de las remolachas, agrega el salmón y cubre completamente con la mezcla restante del bowl.

3. Envuelve perfectamente el salmón, de modo que toda la superficie quede cubierta de remolacha y plástico.

4. Refrigera el salmón durante 1 día para que se impregnen los sabores.

5. Retire de la refrigeración, descubra el salmón en la envoltura y retire la sal tanto como sea posible hasta que esté limpio.

6. Corta la preparación en rodajas finas, sirve y disfruta.

39. Frittata de tomate y albahaca

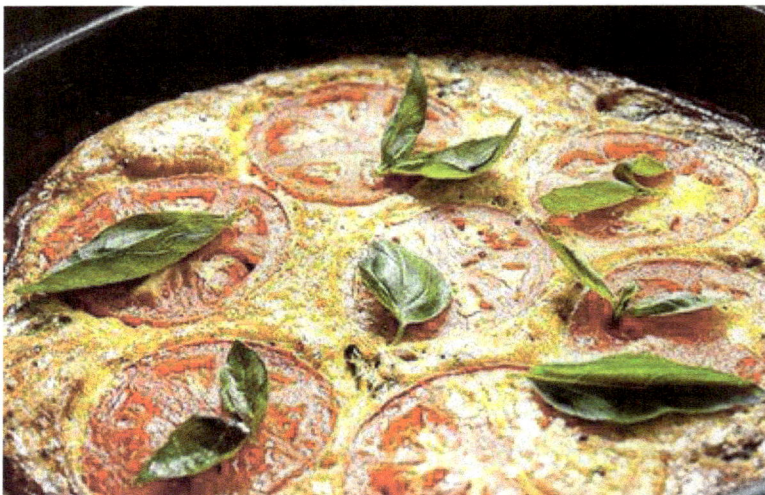

Ingredientes

- 10 huevos grandes
- 5 lonchas de tocino, cortado en trozos pequeños
- 1 cebolla morada grande, en rodajas finas
- 113 g. hojas tiernas de espinaca
- 2 tomates maduros pequeños cortados en rodajas finas
- 15 ml. mostaza entera o casera
- Hojas de albahaca fresca al gusto (para decorar)
- 15 ml. Grasa de cocción paleo o mantequilla
- Sal marina con pimienta negra recién molida para darle sabor.

Preparación

1. Precalentar el horno a 176 C
2. Batir los huevos y la mostaza en un bol y sazonar al gusto.
3. Calentar la grasa de cocción en una sartén para horno a fuego medio. Cocine el tocino y la cebolla hasta que la cebolla esté dorada (aproximadamente de 5 a 6 minutos).
4. Agregue las espinacas a la sartén y cocine por un minuto más o hasta que las espinacas se ablanden.
5. Vierta la mezcla de huevo en la sartén. Cocine hasta que endurezca un poco y coloque los tomates encima.
6. Una vez que los bordes cocine bien la frittata, pero aún goteando en el centro, coloque la sartén en el horno hasta que la frittata tome un bonito color dorado.
7. Adorne con unas hojas de albahaca encima y sirva.

40. Ensalada de col con frutas

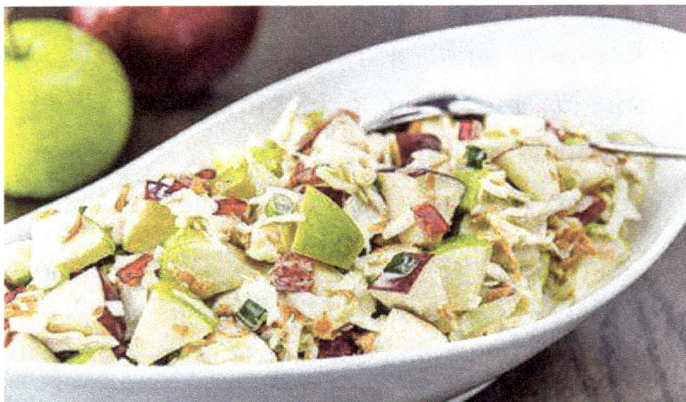

Ingredientes

- 1 cabeza de col verde lavada y cortada en rodajas muy finas;
- 1 zanahoria grande, rallada;
- 2 tazas de piña fresca, pelada, sin corazón y picada;
- 1 taza de naranjas mandarina, picadas;
- 1 taza de uvas rojas picadas;
- 1/4 taza de mayonesa casera;

Preparación

Dentro de un tazón grande, mezcle todos los ingredientes. Deje enfriar la ensalada en el refrigerador al menos 1 hora antes de servir.

41. Repollo de ajo asado al horno

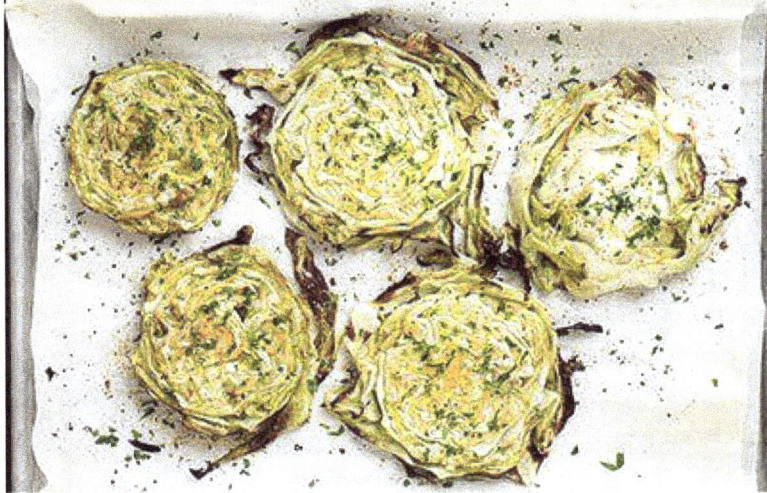

Ingredientes

- 1 col verde grande, cortada en rodajas de 1 "de grosor
- 3 cucharadas de aceite de oliva virgen extra (puede usar ghee derretido)
- 5 dientes de ajo grandes, picados
- Sal marina con pimienta negra recién molida al gusto

Preparación

1. Precalienta el horno a 204 C.
2. Unte ambos lados de cada rebanada de repollo con aceite de oliva o ghee.
3. Espolvorea el ajo uniformemente en cada lado de las rodajas de repollo y sazona al gusto con sal y pimienta.
4. Ase en el horno durante 20 minutos, luego voltee las rodajas y vuelva a tostar durante otros 20 minutos o hasta que los bordes estén crujientes.

42. Tortilla Caprese

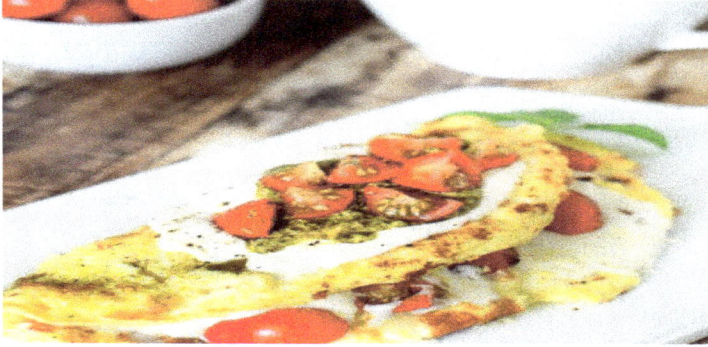

Ingredientes

- 2 cucharadas Aceite de oliva
- 6 huevos
- 100 g de tomates cherry, cortados en mitades o tomates cortados en rodajas
- 1 cucharada. albahaca fresca o albahaca seca
- 150 g (325 ml) de queso mozzarella fresco
- Sal y pimienta

Preparación

1. Romper los huevos en un bol para mezclar y agregar sal y pimienta negra al gusto. Batir con un tenedor hasta que todo esté completamente mezclado. Agregue la albahaca y revuelva.
2. Corta los tomates en mitades o en rodajas. Picar o rebanar el queso.
3. Calentar el aceite en una sartén grande. Freír los tomates durante unos minutos.
4. Vierta la mezcla de huevo sobre los tomates. Espere hasta que esté un poco firme y agregue el queso.
5. Baja el fuego y deja que la tortilla se endurezca. ¡Sirve inmediatamente y disfruta!

43. Huevos revueltos

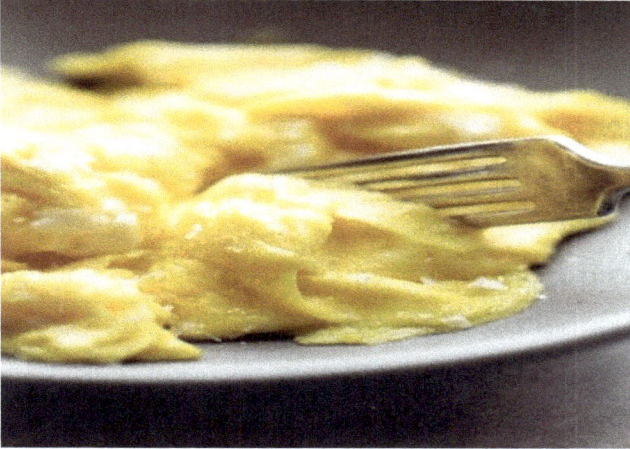

Ingredientes

- 2 huevos
- 30 g de mantequilla
- Sal y pimienta negra molida

Preparación

1. Batir los huevos con sal y pimienta con un tenedor.
2. Derrita la mantequilla en una sartén antiadherente a fuego medio. Mire de cerca: ¡la mantequilla no se vuelve dorada!
3. Vierta los huevos en la sartén y mezcle durante 1-2 minutos hasta que estén cremosos y cocidos un poco menos de lo que desea. Consigue que los huevos sigan cocinándose incluso una vez que los pongas en tu plato.

44. Frittata cetogénica de queso de cabra y champiñones

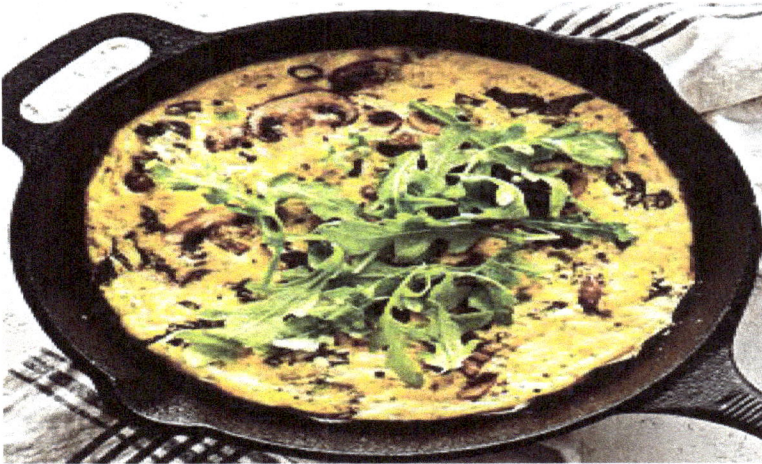

Ingredientes

- Frittata
- 150 g de champiñones
- 75 g de espinacas frescas
- 50 g de cebollino
- 50 g de mantequilla
- 6 huevos

- 110 g de queso de cabra
- Sal y pimienta negra molida
- A su servicio
- 150 g de verduras de hoja verde
- 2 cucharadas aceite de oliva
- Sal y pimienta negra molida

Preparación

1. Precalienta la temperatura del horno a 175 ° C (350 ° F).
2. Rallar o desmenuzar el queso y mezclar en un bol con los huevos. Sal y pimienta para probar.
3. Corta los champiñones en trozos pequeños. Picar las cebolletas.
4. Derretir la mantequilla a fuego medio en una sartén apta para el horno y freír los champiñones y la cebolla durante 5-10 minutos o hasta que estén dorados.
5. Agrega las espinacas a la sartén y fríe por otros 1-2 minutos. Pimienta.
6. Vierta la mezcla de huevo en la sartén. Hornee por unos 20 minutos o hasta que esté dorado y firme en el medio.
7. Sirva con vegetales de hojas verdes y aceite de oliva.

45. Muffins de huevo

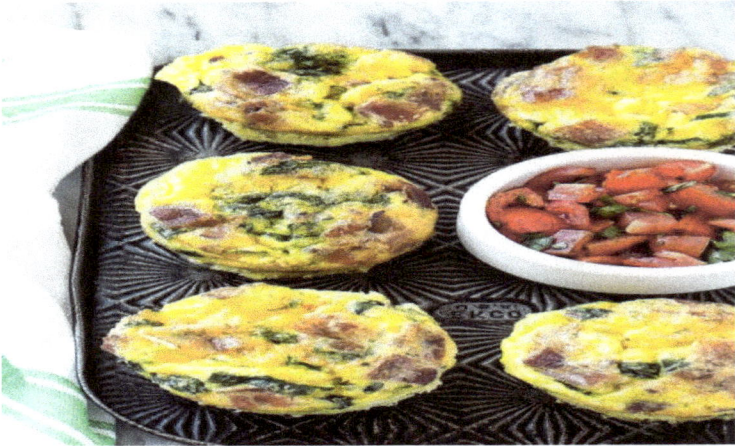

Ingredientes

- 8 huevos
- 1 cebolla tierna finamente picada
- 150 g de chorizo seco con aire o salami o tocino cocido
- 75 g de queso rallado
- 1 cucharada de pesto rojo o pesto verde (opcional)
- Sal y pimienta negra molida

Preparación

1. Precalienta la temperatura del horno a 175 ° C (350 ° F).
2. Picar finamente el cebollino y la carne.
3. Batir los huevos junto con los condimentos y el pesto. Agrega el queso y mezcla.
4. Coloque la masa en moldes para muffins y agregue tocino, salchicha o salami.
5. Hornea de 15 a 20 minutos, dependiendo del tamaño del molde.

46. Manzanas asadas con frutos secos

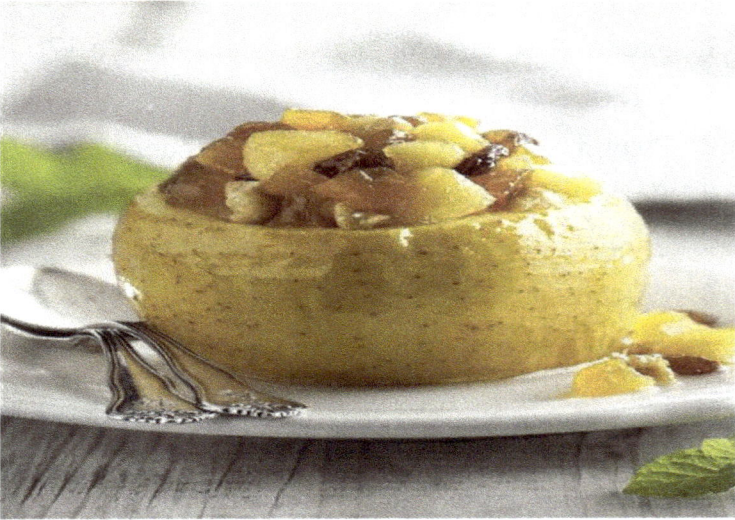

Ingredientes:

- 4 manzanas
- 4 orejones
- 80 g de grosellas
- 8 nueces peladas
- 4 dátiles
- ½ dram de moscatel o vino dulce
- 1 cucharadita de azúcar morena
- ½ cucharadita de canela

Preparación

1. Rehidrata los frutos secos. Lo primero que tienes que hacer es picar los orejones y los

dátiles y colocarlos en un bol. A continuación, añadir las pasas y verter el moscatel, y dejar macerar unos 30 minutos.

2. Prepara las manzanas. Lava y seca las manzanas. Luego, corta la parte superior y la base para que descansen bien en los platos. Pela los trozos de manzana que le has quitado, pica su pulpa y reserva. Luego, retira el corazón de las manzanas con la ayuda de un utensilio de cocina, y vacía el interior con un cuchillo pequeño. Hágalo con cuidado para que no se rompan. Picar la pulpa extraída y mezclarla con la anterior.

3. Complete the filling. Preheat the oven to 180° add the chopped apple to the bowl and mix it with the dried fruits. Also, chop the nuts and add them together with the cinnamon and sugar, stirring the preparation until it absorbs all the muscatel.

4. Hornea las manzanas. Coloca las manzanas en un refractario forrado con papel vegetal. Rellénalas con la preparación anterior y hornea durante unos 20 minutos. Retírelos y déjelos reposar unos minutos. Dependiendo de los gustos y la época del año, puedes servirlos tanto calientes como fríos.

47. Panqueques en salsa verde

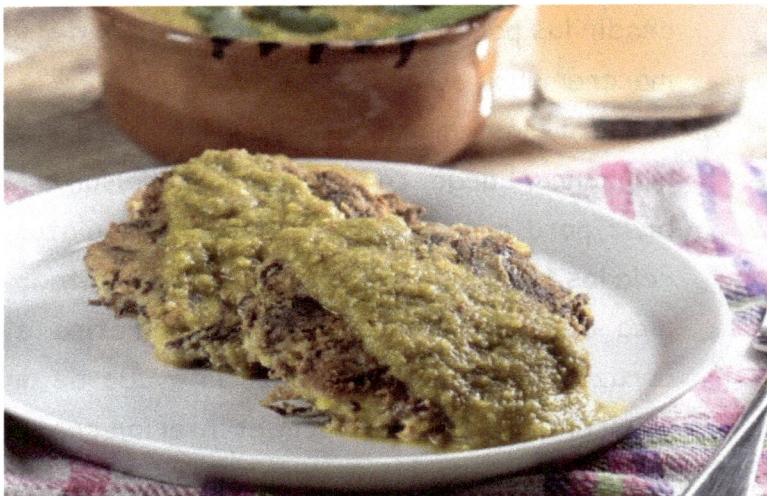

Ingredientes

- 1 cucharada de aceite de oliva prensado en frío
- 3 dientes de ajo, cocidos en tercios, para salsa
- 1 pieza de cebolla blanca cortada en trozos
- 1/2 manojo de cilantro
- 2 piezas de chile morita
- 1 pizca de sal
- 1 pizca de comino
- 1 kilo de tomate cortado en cuartos
- 1 taza de caldo de verduras
- 3 tazas de carne de res cocida y desmenuzada
- 2 piezas de huevo batido

- 1 taza de harina de coco
- 1/4 taza de aceite de coco

Preparación

1. Calienta una sartén a fuego medio con el aceite de oliva y cocina el ajo y la cebolla blanca hasta que estén transparentes. Agrega el cilantro con todo y tallo, el chile morita, sazona con sal y comino, agrega el tomate verde y cocina por 10 minutos.
2. Agrega el caldo de verduras, deja que hierva y cocina 10 minutos más. Retirar del fuego, enfriar y licuar perfectamente.
3. En un bol, unir la carne deshebrada con el huevo y la harina de coco. Forma tortitas perfectamente bien comprimidas y reserva.
4. Calienta una sartén a fuego medio, agrega el aceite de coco y fríe los panqueques hasta que se vean dorados. Escurrir sobre papel suave y servir con la salsa.

48. Guacamole

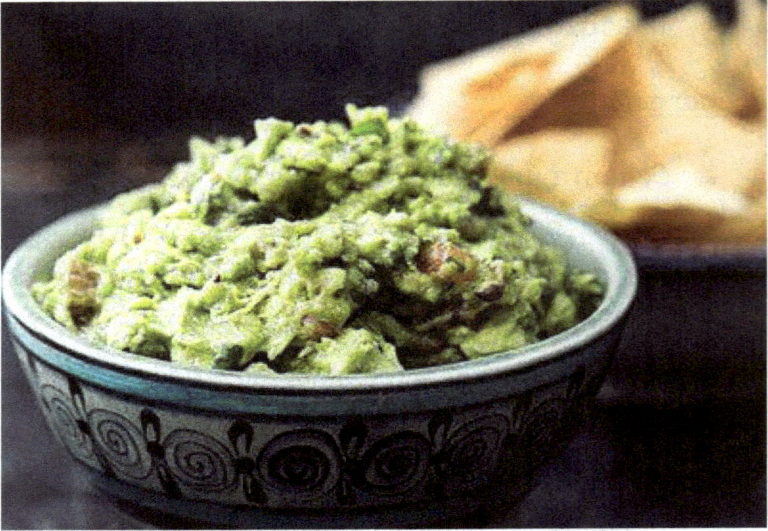

Ingredientes

- 3 aguacates medianos o 4 pequeños
- 1 tomate firme, finamente picado
- 1/2 cebolla blanca
- 1/2 taza de cilantro picado
- 2 cucharadas de jugo de limón fresco o jugo de lima
- Sal y pimienta para probar

Preparación

1. Abra los aguacates y retire la carne. Una forma fácil es cortarlo a lo largo del agujero y luego usar un cuchillo de chef para golpear el agujero y luego girar el cuchillo para que pueda quitar fácilmente el agujero y quitar la carne.
2. Muele la carne con un tenedor; todavía puede tener partes difíciles, siga sus preferencias.
3. Mezclar los demás ingredientes.
4. Disfrútalo de inmediato o puedes guardarlo en la nevera. Un truco es poner una envoltura plástica que toque el guacamole para que el contacto con el aire no lo dore.

49. tazón de carne coreano

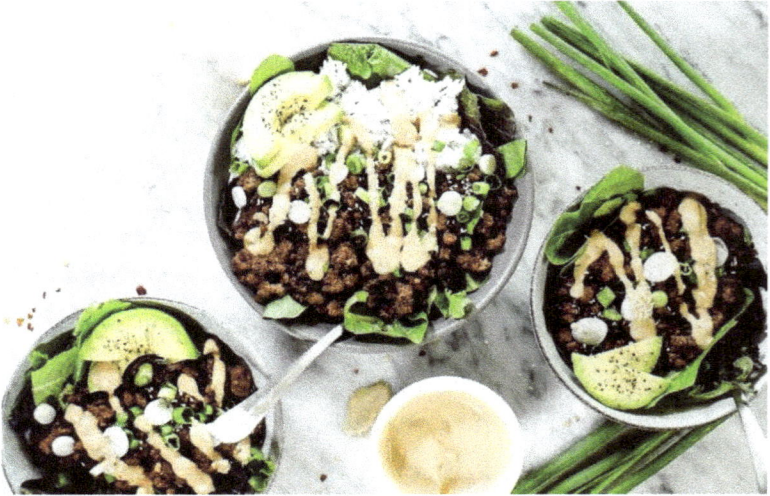

Ingredientes

- 1 chalota en cubitos
- 2 pulgadas de jengibre fresco, bien pelado y rallado
- 1 cucharada de aceite de sésamo tostado
- 1 kilo de carne molida orgánica
- 1 cucharadita de chile de árbol
- 1 cucharadita de ajo en polvo
- 1 cucharadita de cebolla en polvo
- $\frac{1}{2}$ cucharadita de sal
- $\frac{1}{2}$ taza de aminoácidos de coco
- 2 cucharadas de salsa de pescado
- 4 tazas de arroz blanco

- 6 tazas de verduras de su elección (lechuga, espinaca, rúcula, brócoli)

Ingredientes para la salsa opcional

- $\frac{1}{4}$ de taza de mayonesa
- 1 cucharada de salsa picante de tu elección

<u>Preparación</u>

1. Empiece por el arroz para tenerlo listo. Corta la chalota en cubos y ralla el jengibre.
2. Calentar una sartén grande a fuego medio-alto y agregar aceite de sésamo. Una vez caliente, agregue la carne molida en trozos pequeños.
3. Agrega la chalota, el jengibre, el pimentero, el ajo en polvo, la cebolla en polvo y la sal. Mezclar con la carne.
4. Continúe cocinando. Revuelva de vez en cuando hasta que la carne esté dorada y algunos trozos estén crujientes.
5. Agrega el amino coco y la salsa de pescado. Cocine por otros 3 minutos.

6. Si prepara la salsa opcional, mezcle la mayonesa y la salsa picante en un tazón pequeño.

7. Sirve la carne en un bol sobre el arroz y las verduras. Cubra con la salsa opcional.

50. Pastel de papa con cordero y verduras

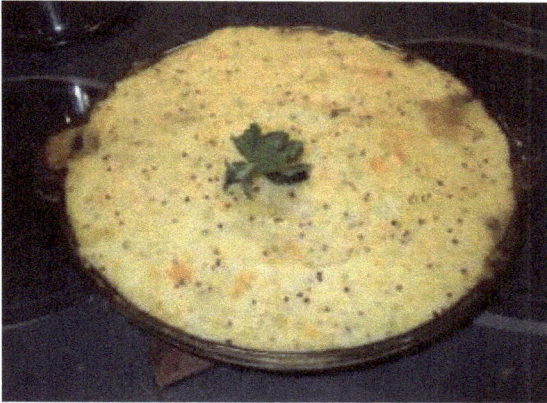

Ingredientes:

- 700 g de patatas de mediana edad, peladas (se pueden sustituir por media calabaza fresca)
- 2 cucharadas de leche vegana
- 1 cucharada de mostaza BG (mejor que el grano integral)
- 400-500 g de pulpa de cordero magra finamente picada
- 1 cebolla grande, finamente picada
- 2 tallos de apio, picados o 1 taza de guisantes congelados
- 2 zanahorias, ralladas o finamente picadas
- 2/3 taza de caldo de carne
- $\frac{1}{4}$ vasos de vino tinto

- 4 cucharadas de hojuelas de quinua (o avena BG) o 3 cucharadas de harina de arroz
- 2 cucharadas de puré de tomate (opcional)
- 2 cucharadas de romero fresco, finamente picado. o 2 cucharaditas. seco (se puede sustituir con mejorana o una mezcla de hierbas secas al gusto)
- sal y pimienta para probar
- BGBK derretido o aceite vegetal para lubricar la parte superior, aproximadamente 1 cucharada.
- verduras para decorar

Preparación:

9. Hervir las patatas en agua con un poco de sal hasta que estén blandas, pero sin hervir. Escurrir y triturar con un mortero de papa hasta que quede suave.
10. Agrega la leche vegana y la mostaza.
11. Encienda la calefacción del horno a 200 grados C (400 F).
12. Sofreír la carne de cordero picada (no le agrego grasa). Luego ponga las cebollas, el apio y las zanahorias preparados y cocine durante 3-5 minutos, revolviendo constantemente.

13. Agregue hojuelas de quinua (o harina de arroz), caldo, vino tinto, pasta de tomate y guisantes congelados (si se usan). Mezcla. Hervir.

14. Agregue hierbas, sal y pimienta al gusto.

15. Coloque la mezcla de carne en una fuente de horno resistente al calor (aproximadamente 2 litros). Pon una capa de papa encima. Si quieres y tienes tiempo, puedes embellecer la capa de papa. Para hacer esto, coloque el puré de papas en una masa (o bolsa de plástico ordinaria) con una boquilla decorativa y cubra toda la superficie de la capa de carne, exprimiendo el puré de papas en forma de torretas corrugadas. Esta opción se ve muy impresionante en una mesa festiva. Espolvorear con aceite y hornear en el horno durante 30-35 minutos.

16. Sirva caliente con verduras frescas o ensalada.

51, Ceviche de manzana verde

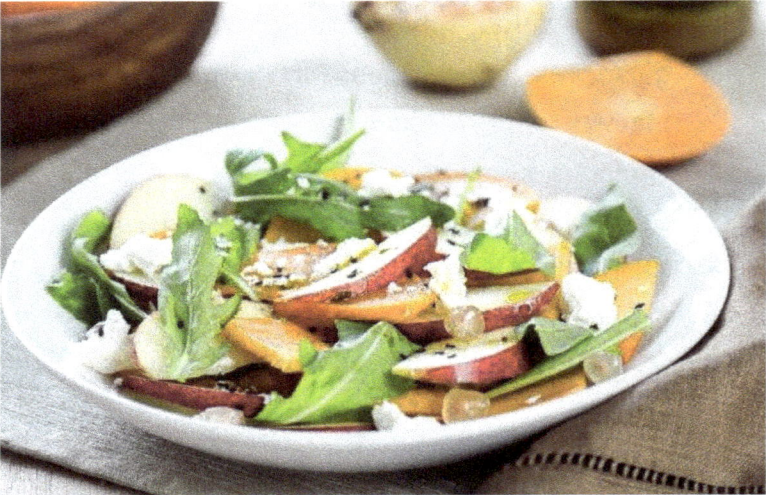

Ingredientes

- 1/4 taza de jugo de limón
- 1/3 taza de jugo de naranja
- 2 cucharadas de aceite de oliva
- 1/4 manojo de cilantro
- 2 piezas de manzana verde sin piel, cortadas en cubos medianos
- 1 pieza de chile serrano finamente picado
- 1 taza de jícama cortada en cubos medianos
- 1 pieza de aguacate cortado en cubos
- 1 taza de pepino cortado en cubitos
- 1/4 manojo de hoja de albahaca finamente picada
- 1/4 taza de cilantro finamente picado

- 1 pizca de sal
- 1 pieza de rodajas rábano
- 1 pieza de chile serrano cortado en rodajas
- 1/4 pieza de cebolla morada

Preparación

1. Agregue jugo de limón, jugo de naranja, aceite de oliva y cilantro a la licuadora. Mezclar perfectamente bien. Reserva.

2. Agrega a un bol la manzana, el chile serrano, la jícama, el aguacate, el pepino, la albahaca, el cilantro, mezcla con la preparación de la licuadora y sazona perfectamente.

3. Sirve el ceviche en un plato hondo y decora con el rábano el chile serrano y la cebolla morada. Disfrutar

52, Ensalada Eplant con Espinacas Grill

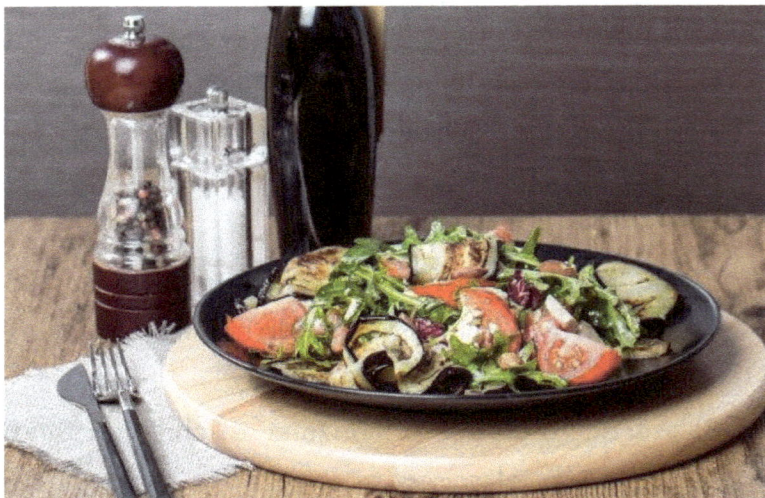

Ingredientes

- 1 pieza de berenjena en rodajas y rebanado
- 1/8 taza de hojas de menta solamente
- 1/2 manojo de perejil solo hojas
- 1 cucharada de orégano
- 1/4 taza de tomate deshidratado cortado en tercios
- 4 tazas de espinacas tiernas frescas
- 2 dientes de ajo, finamente picados, para aderezo
- 1 cucharada de tahini para aderezar
- 1/2 cucharada de pimentón para aderezo
- 1 pieza de jugo de limón, para aliñar

- 1 cucharada de aceite de oliva para aderezo
- 1 pizca de sal para aderezar
- 1/4 taza de queso feta desmenuzado

Preparación

1. Caliente una parrilla a fuego alto; Asa las berenjenas hasta que se formen las clásicas marcas de grill. Retirar y reservar
2. En un bol mezclar las berenjenas con las hojas de menta, el perejil, el orégano, los tomates deshidratados y las espinacas. Reserva.
3. En un bol, mezcla el ajo, el tahini, el pimentón, el limón y el aceite de oliva con el batidor de globo y sazona a tu gusto.
4. Mezcla la ensalada con el aderezo y espolvorea a tu gusto con el queso feta.

53, Rollitos de Primavera con Dip de Mango Picosito

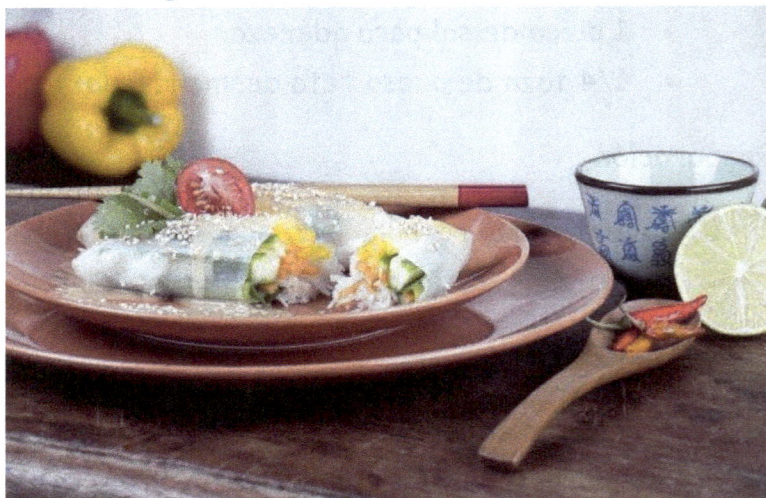

Ingredientes

- 1 taza de agua
- 1 cucharada de vinagre de arroz
- 5 piezas de hoja de arroz
- 1/2 taza de germen de alfalfa
- 1/2 taza de repollo morado cortado en tiras
- 1/2 taza de hojas frescas de cilantro
- 2 piezas de zanahoria cortadas en bastones
- 1 pieza de pimiento amarillo cortado en tiritas
- 1/2 pieza de piña cortada en bastones

- 1 mango para el dip
- 1 pieza de chile de árbol
- 1 cucharada de vinagre blanco
- 1 pizca de sal
- 1 pizca de pimienta
- 1 cucharada de ajo en polvo

Preparación

1. Agrega a un bol el agua con el vinagre de arroz; sumerge las hojas de arroz una a una hasta que tengan una consistencia blanda. Reserva.
2. Extienda las rodajas de arroz en un plástico antiadherente, agregue el germen de alfalfa, el repollo, las hojas de cilantro, la zanahoria, el pimiento amarillo y la piña, enrolle cubriendo las verduras bien cortadas por la mitad.
3. Agrega el mango, el chile de árbol, el vinagre blanco, la sal, la pimienta y el ajo en polvo a la licuadora. Triturar perfectamente bien, servir en un bol y acompañar los rollitos.

54, Aguacate Relleno de Amaranto

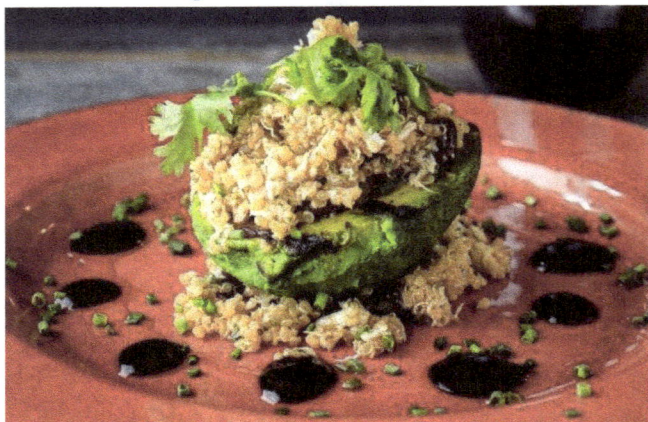

Ingredientes

- 2 tazas de amaranto
- 3 piezas de aguacate
- 1 taza de tomate picado en cubos pequeños
- 1 cucharada de aceite de oliva
- 1/4 taza de cilantro finamente picado y desinfectado
- Al gusto de sal y pimienta

Preparación

4. En un bol, mezcle el amaranto, el tomate y el cilantro. Salpimenta al gusto.
5. Corta los aguacates por la mitad, luego retira el hueso y rellena con la mezcla anterior.
6. Vierta un poco de aceite de oliva sobre el aguacate relleno. Servir frío

55, Aguacate Relleno Con Pollo Tinga

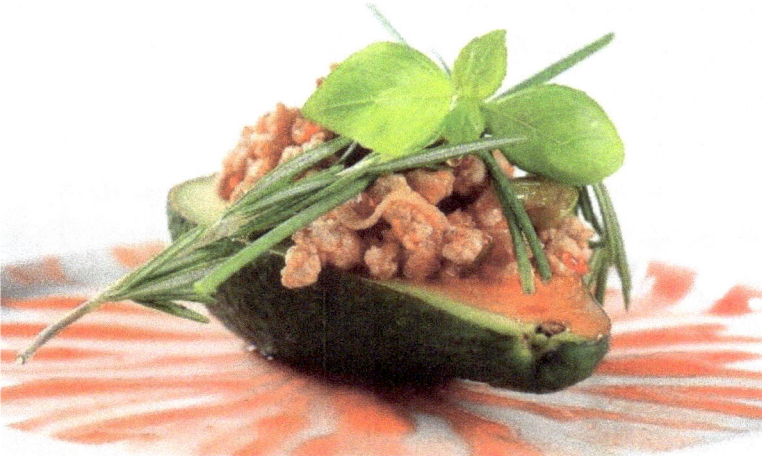

Ingredientes

- 4 piezas de tomate
- 1/4 pieza de cebolla blanca
- 2 dientes de ajo
- 1 pieza de chile chipotle seco
- 1 pizca de sal
- 1 pizca de pimienta
- 1 cucharada de aceite de oliva
- 1/2 pieza de cebolla blanca fileteada
- 1/2 pieza de pechuga de pollo desmenuzada
- 1 hoja de aguacate
- 2 piezas de aguacate
- 3 hojas de cilantro

- 1/4 pieza de rodajas cebolla
- 1 pieza de chile serrano cortado en rodajas

Preparación

1. Precalentar en el horno a 180 ° C.
2. Licúa el jitomate con la cebolla blanca, el ajo y el chile chipotle. Temporada y Reserva
3. Calentar una sartén a fuego medio con el aceite de oliva, sofreír la cebolla con la pechuga de pollo; agrega la preparación de la licuadora con una hoja de aguacate y cocina por 20 minutos o hasta que se reduzca el líquido. Reserva
4. Rellena los aguacates con la tinga y hornea por 10 minutos.
5. Ir los aguacates con unas hojas de cilantro, tiras de cebolla morada y rodajas de chile serrano.

56, Snack de Brocheta de Frutas

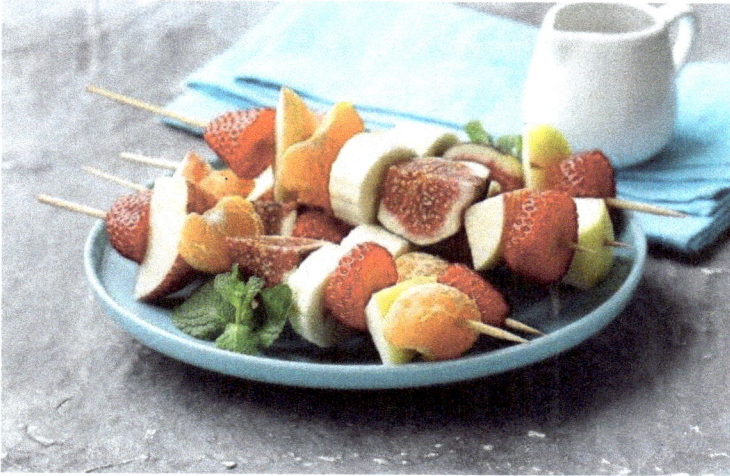

Ingredientes

- 1 taza de sandía cortada en cubos o corazones
- 1 taza de coco cortado en cubitos o corazones
- 1 taza de kiwi cortado en cubos o corazones
- 1/4 taza de arándano

Preparación

1. En un palito de brocheta, inserte la fruta, inserte la sandía, luego el coco, luego el kiwi y entre cada fruta inserte un arándano.
2. Refrigera la fruta y lleva tu bocadillo a cualquier parte.

57, Batido de Plátano con Jengibre y Leche de Coco

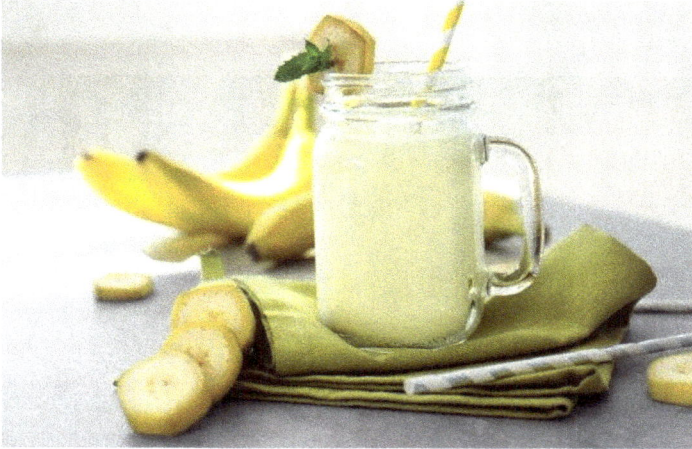

Ingredientes

- 1/2 pieza de plátano
- 1/2 taza de arándano
- 2 tazas de leche de coco
- 2 cucharadas de miel de agave
- 1 cucharada de jengibre

Preparación

1. Agrega el plátano, los arándanos, la leche de coco y la miel de agave a la licuadora; agregue jengibre a su gusto.
2. Muele perfectamente bien. Sirve en un vaso y disfruta.

58, Papaya tropical, ensalada de piña con aderezo de maracuyá

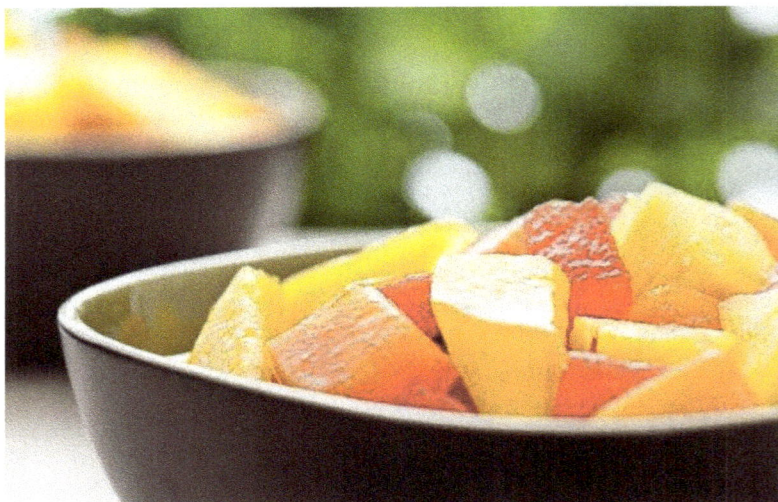

Ingredientes

- 1/2 pieza de papaya cortada en rodajas
- 1 taza de piña cortada en rodajas
- 1/2 taza de pulpa de maracuyá con todo y semillas
- 1/4 taza de leche de coco
- 4 hojas de menta

Preparación

1. En un plato agregue la fruta intercalada de papaya y piña.
2. En un bol, mezcla la pulpa de maracuyá con la leche de coco hasta obtener una mezcla homogénea.
3. Bañar el aderezo de maracuyá y decorar con hojas de menta fresca. Disfrutar

59, Sopa de verduras y col rizada

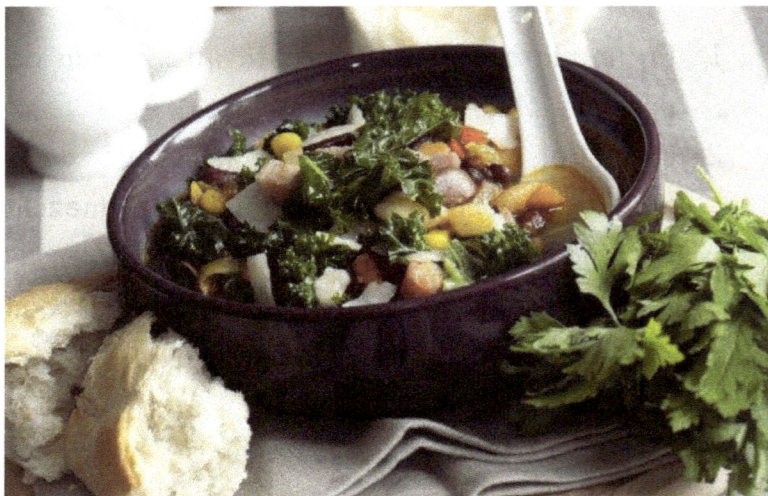

Ingredientes

- 2 cucharadas de aceite de oliva
- 1/2 pieza de cebolla blanca fileteada
- 1 ramita de apio cortada en cubos
- 1 taza de poro picado
- 1 cucharada de ajo finamente picado
- 1 taza en rodajas hongos
- 1 taza de champiñones fileteados
- 2 tazas de col rizada
- 1/2 pieza de hinojo el bulbo, cortado en palitos
- 6 tazas de caldo de res
- 1 pizca de sal
- 1 pizca de pimienta

- 1/4 taza de almendra

Preparación

1. Calentar una olla mediana honda a fuego medio, agregar el aceite de oliva, la cebolla y el apio hasta que suelten el aroma, agregar el poro, el ajo y los champiñones con los champiñones hasta que empiecen a soltar el jugo, agregar la col rizada hasta ablandar con el hinojo . Cocine por 5 minutos más.
2. Rellena con el caldo de res y sazona a tu gusto. Cocine hasta que hierva, cubriéndolo para evitar que se evapore.
3. Servir en un bol con un poco de col rizada fresca al final y en rodajas Almendras. Disfrutar

60. Ensalada con queso de cabra frito

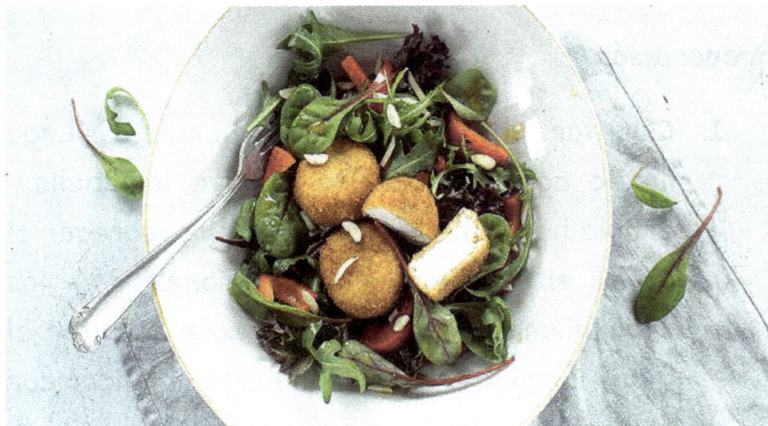

Ingredientes

- 100 gr de ensalada mixta
- Un pimiento rojo
- 200 gr de queso fresco de cabra (redondo)
- Un huevo grande
- Aceite para freír
- Una cucharada de almendra finamente picada
- Un plato de pan rallado
- Un plato de harina
- Vendaje
- Pimienta y sal
- Una cucharada de miel
- Dos cucharaditas de limón
- Zumo de oliva

- Tres cucharadas de aceite

Preparación

1. Asegúrate de que el queso de cabra esté bien frío; esta es la forma más sencilla de trabajar con él. Separe los círculos de queso de cabra (unas 12 piezas). Batir el huevo en un plato. Mezclar las rodajas de queso de cabra una a una con la harina, luego el huevo y luego el pan rallado. Y repita los dos últimos pasos (huevo y pan rallado) para obtener una corteza extra gruesa y crujiente.

2. Calentar el aceite a 180 grados y freír las bolas durante 1 minuto hasta que estén doradas. Luego escúrrelos sobre papel de cocina. Separar las semillas del pimiento morrón y cortar en trozos y freír durante 3 minutos con el aceite de oliva en una sartén.

3. Retire la pimienta de la sartén y vierta el líquido de hornear en un tazón pequeño y combine el jugo de limón y la miel y sazone con sal y pimienta. Mezclar este aderezo con la ensalada y agregar el pimiento morrón y servir

en un plato junto con el queso de cabra frito.
Adorna con un poco de almendra.

61. Poke Bowl vegetariano

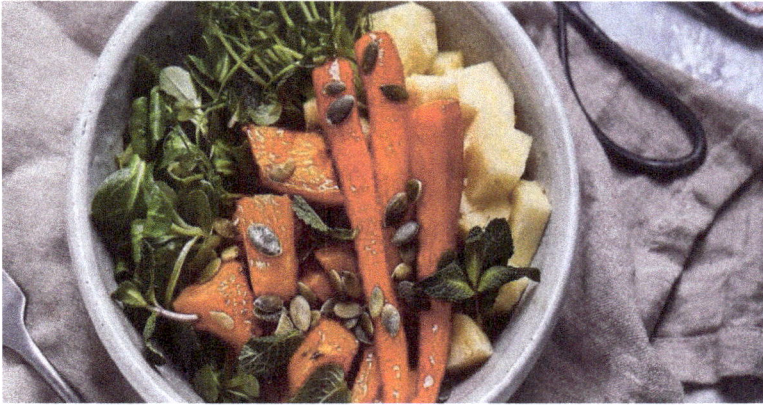

Ingredientes

- 12 zanahorias pequeñas
- 1.2 calabaza Hokkaido o butternut
- 2EL aceite de oliva
- 1.2 piñas
- 3-4 elkikkoman pokes salsa
- Brotes de herencia 50G
- 2-3 puñado Puñado de ensalada de maíz (u otra ensalada)
- Semillas de calabaza 4EL

- Menta fresca

Preparación

1. Cocine el arroz de acuerdo con las instrucciones del paquete. Deje enfriar un poco, luego distribuya en 4 tazones.
2. Cortar la calabaza en dados y colocarla en una fuente refractaria con las zanahorias enteras. Cubrir con aceite de oliva, sazonar con sal y pimienta y hornear durante 25 minutos a 180 ° C. Después de hornear, mezclar con salsa Kikkoman poke y pepitas de calabaza.
3. Pelar y cortar en dados la piña.
4. Ponga piña, brotes de novilla, ensalada de maíz, zanahorias y calabaza encima del arroz en cada tazón. Adorne con menta fresca y sirva salsa Kikkoman poke extra como guarnición.

62, Poke bowl con atún y verduras

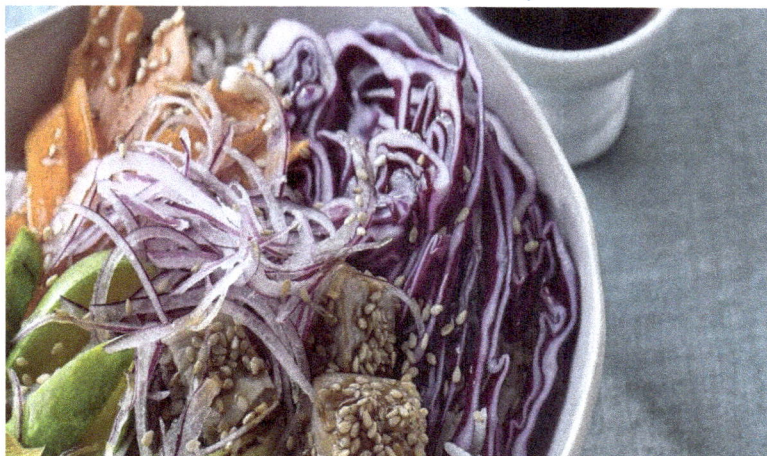

Ingredientes

- 150g de col lombarda
- Dos zanahorias
- Dos calabacines pequeños
- Dos cebolletas
- 1 cebolla morada
- 200g de atún
- 2 tl de aceite de sésamo
- 1TL de semillas de sésamo tostadas
- 200g de arroz cocido
- Un limon
- Salsa 4TLKikkoman poke
- 2 tl de aceite de oliva
- 2TL condimentos Kikkoman para arroz de sushi

Preparación

1. Lavar las verduras, pelarlas y cortarlas en rodajas. Cortar el atún en cubos de 1 cm. Caliente 1 cucharadita de aceite de sésamo dentro de una sartén. Agrega el atún a la sartén y cocina por 3 minutos, dando vueltas constantemente. Retírelo del calor; agregue la mitad de las semillas de sésamo y mezcle.

2. Coloque el arroz en una ensaladera, mezcle el condimento de arroz de sushi Kikkoman y extienda el arroz en cuatro tazones. Agregue verduras y atún al arroz. Adorne con ralladura de limón y las semillas de sésamo restantes.

3. Agregue la salsa poke con cuatro cucharadas de aceite de oliva y el aceite de sésamo restante y la mezcla de jugo de limón. Tomar como aderezo para la ensalada.

63. Guiso de verduras

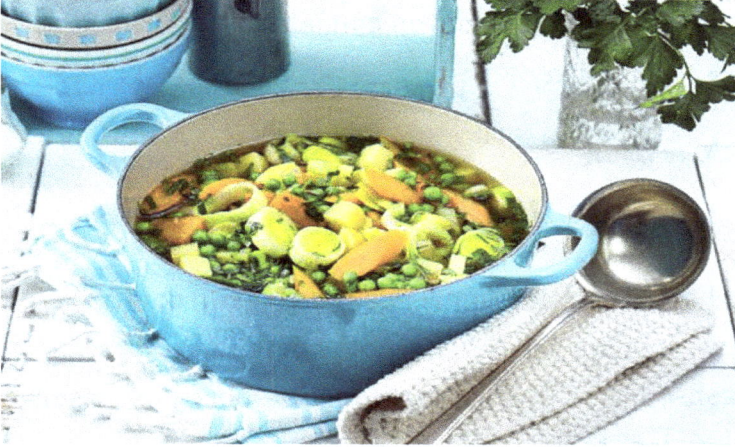

Ingredientes *para el caldo de verduras:*

- Un manojo (600-750 g) de verduras
- Un tomate
- Un manojo de perejil
- 1-2 cebollas
- Dos hojas de laurel
- sal
- 1 cucharadita granos de pimienta negra
- Cuatro clavos

Ingredientes *para el depósito:*

- 600 g de patatas sólidas
- 500 g de zanahorias

- 450 g de puerro
- 250 g de guisantes congelados
- Pimienta

Preparación

1. Limpiar las verduras, lavarlas y cortarlas en trozos verdes. Lavar y cortar por la mitad el tomate. Retire las hojas de perejil y reserve los tallos. Lava y corta las cebollas por la mitad. Cebollas sin grasa, con el corte, superficie hacia abajo, para asar en una olla grande.

2. Vierta 2 l de agua; agregue las hojas verdes, los tallos de perejil, el tomate, las hojas de laurel, una cucharadita de sal, los granos de pimienta y los clavos. Llevar a ebullición y dejar hervir a fuego lento durante unos 30 minutos. Vierta el caldo de verduras terminado a través de un colador en una cacerola grande.

3. Pelar, lavar y cortar las patatas. Lavar las zanahorias, pelarlas y cortarlas en rodajas. Limpiar y lavar los puerros y cortarlos en aros. Picar el perejil. Hervir el caldo de nuevo.

Agregue las papas, las zanahorias y los puerros y cubra durante unos 15 minutos. Aproximadamente 3 minutos antes del final del tiempo de cocción, agregue los guisantes congelados y cocine a fuego lento. Agrega el perejil a la sopa y espolvorea con sal y pimienta. Espolvorea con el perejil restante.

64. Guiso de carne y verduras

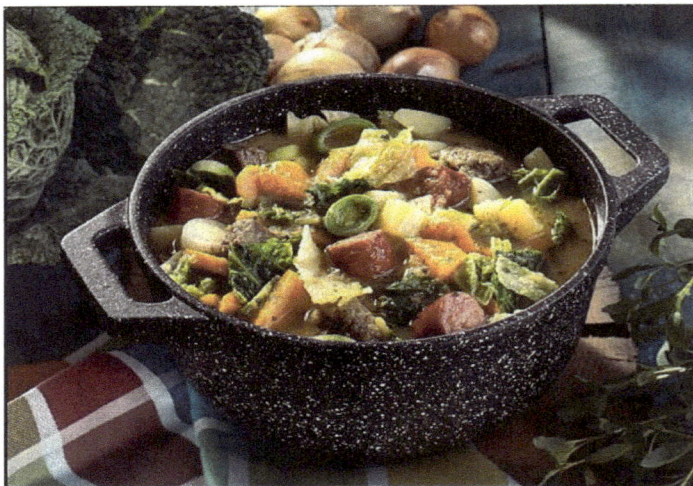

Ingredientes

- Dos cebollas medianas
- 500 g de ternera
- 1 cucharada. Manteca de cerdo
- 2 l de caldo de verduras (instantáneo)
- Tres hojas de laurel
- Tres zanahorias medianas (de 100 g cada una)
- 1 (aproximadamente 1 kg) de col rizada
- Dos lonchas (aprox.100 g cada una)
- Cuatro patatas medianas (aprox.100 g cada una)
- Una barra de puerro (unos 200 g)
- 1/2 manojo de mejorana
- Sal

- Pimienta
- Nuez moscada

Preparación

1. Pelar las cebollas y picarlas finamente. Lave la carne, séquela y córtela en cubos. Calentar la manteca de cerdo en una olla y sofreír las cebollas. Agrega la carne, sofríe y desglasa con el caldo. Agregue la hoja de laurel, luego cocine a fuego lento durante aproximadamente 1 hora.

2. Mientras tanto, limpiar las zanahorias, pelarlas y cortarlas en rodajas gruesas. Saque las hojas exteriores de la col rizada. Cortar en cuartos el repollo y cortarlo en trozos.

3. Corta los extremos en rodajas gruesas. Pelar las patatas, lavarlas y cortarlas en cubos medianos.

4. Agregue zanahorias, col rizada, carne y papas al guiso y cocine a fuego lento durante aprox. 15 minutos. Limpiar el puerro, lavarlo y cortarlo en aros de aproximadamente 1 cm de grosor. Cocine los últimos aprox. 5 minutos.

5. Lavar la mejorana, secar y pelar. Picar en trozos grandes y agregar el guiso con sal.

65, Guiso de guisantes con salchichas

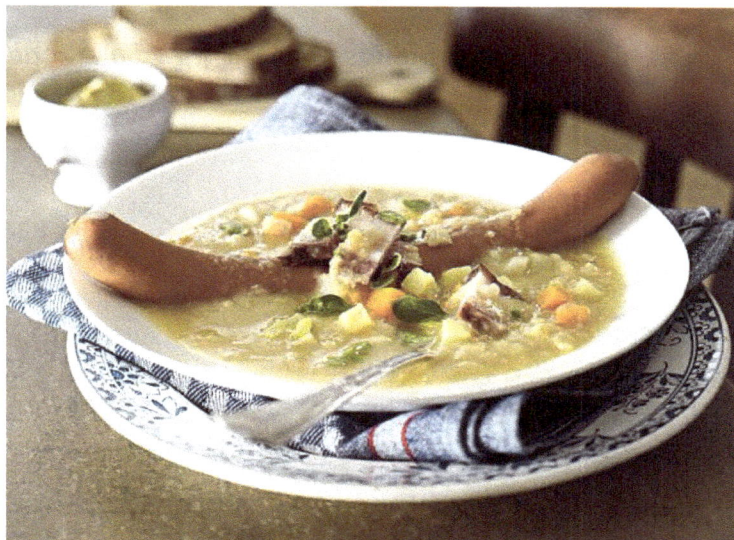

Ingredientes

- 500 g de hueso de jamón
- Una cebolla
- 1 cucharada. Granos de pimienta
- Una hoja de laurel
- 250 g de guisantes de piel amarilla
- Tres patatas
- Dos zanahorias
- Dos raíces de perejil
- Una barra de puerro

- 100-150 g de tocino ahumado rayado
- Mejorana seca
- Sal
- Pimienta
- Cuatro salchichas (p. Ej., Salchicha vienesa o Buckhurst)

Preparación

1. Lava los huesos. Pele la cebolla y córtela en dados. Agregue ambos con los granos de pimienta, el laurel y aproximadamente 2 l de agua fría en una cacerola grande. Hierva y cocine a fuego lento durante aproximadamente 1 hora. De vez en cuando espumar el caldo. Si es necesario, retire los granos de pimienta y las hojas de laurel.
2. Mientras tanto, enjuague los guisantes y escurra.
3. Pelar las patatas, las zanahorias, las raíces de perejil y el puerro, limpiarlos y lavarlos. Corta todo en trozos pequeños
4. Ponga las verduras preparadas, las papas, los guisantes, el tocino y la mejorana en el caldo.

Llevar a ebullición de nuevo y cocinar tapado aprox. 1 1/4 horas. Revuelva de vez en cuando

5. Retire los huesos y el tocino del caldo. Sazona la sopa. Corta el tocino en trozos y vuelve a colocarlo en la sopa. Caliente las salchichas en él, esto se adapta al pan de la granja.

66. Sopa de calabaza tailandesa

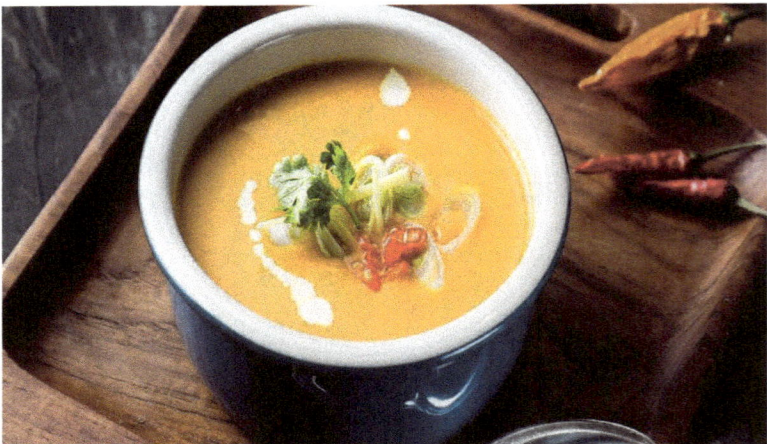

Ingredientes

- Aceite de coco 3EL
- 500g de calabaza
- 400G Zanahorias
- 1 pieza de cebolleta (50 g)
- 1 pieza de chile pequeño
- 1 pieza de diente de ajo
- 5cm de jengibre (30 g)

- Cúrcuma 1TL
- 500 ml de caldo de verduras
- 400 ml de leche de coco
- 5 hojas de albahaca tailandesa
- 1 pieza de hoja de lima
- Premio de sal
- Salsa de soja EL
- Cuchara de aceite de coco
- Premio Pimienta Negra
- 1EL de jugo de lima
- Cilantro fresco para servir

Preparación

1. Corta la bebida de calabaza. Pelar la calabaza según sea necesario, ahuecar la calabaza y pesarla. Use la misma cantidad de zanahorias. Pela las zanahorias. Corta la calabaza y las zanahorias en trozos grandes. Pelar el jengibre y la cúrcuma. Pica finamente la cebolleta, el chile, el jengibre, la cúrcuma y el ajo.

2. Caliente el aceite de coco en una cacerola. Freír la cebolla tierna, el jengibre, el chile, la cúrcuma y el ajo. Agregue las zanahorias y la

161

calabaza y ase sin dorar. Agregue la sopa y la leche de coco, agregue la albahaca y la hoja de lima. Llevar a ebullición, agregar la albahaca y la hoja de lima. Cocine a fuego lento durante unos 15 minutos hasta que las verduras estén tiernas. Pinche las verduras con una aguja. Si las verduras se deslizan con facilidad, está blanda.

3. Retire la hoja de lima y la albahaca. Haga puré la sopa dentro de la batidora de mano.

4. Condimente con salsa de soja, sal, pimienta y jugo de limón. Sirve con un poco de cilantro.

67. Bacalao al vapor

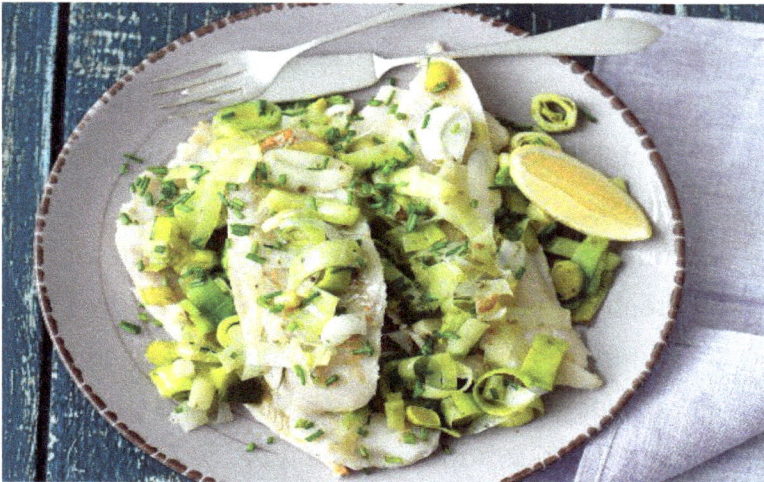

Ingredientes

- Cuatro filetes de bacalao (a 150 g)
- 4 cucharadas Jugo de limon

- 2 barras de puerro
- 3 cucharadas Aceite de colza
- 100 ml de caldo de verduras
- Sal
- Pimienta
- $\frac{1}{2}$ tomillo seco
- $\frac{1}{2}$ manojo de cebollino (10 g)
- Un limón orgánico

Preparación

1. Enjuague los filetes de pescado, séquelos y rocíelos con 2 cucharadas. jugo de limon. Limpiar los puerros, lavarlos y cortarlos en aros.

2. Calentar 1 cucharada. Aceite en una sartén, seque el pescado con toques, saltee durante 2 minutos a fuego medio. Luego voltee, agregue el jugo de limón restante y 50 ml de caldo de verduras y tape, cocine por 5-7 minutos a fuego lento.

3. Mientras tanto, caliente el resto del aceite en una cacerola, saltee los aros de puerro a fuego medio durante 2 minutos, sazone con

sal, pimienta y tomillo. Agregue el caldo de verduras restante y cocine el puerro durante 5 minutos a fuego lento.

4. Mientras tanto, lave las cebolletas, agítelas y córtelas en pequeños rollos. Enjuague el limón caliente y córtelo en cuartos.

5. Condimentar los filetes de pescado y los puerros con sal y pimienta, colocar en platos y decorar con cebollino y cuartos de limón.

68. Ensalada de Aguacate, Piña y Pepinos

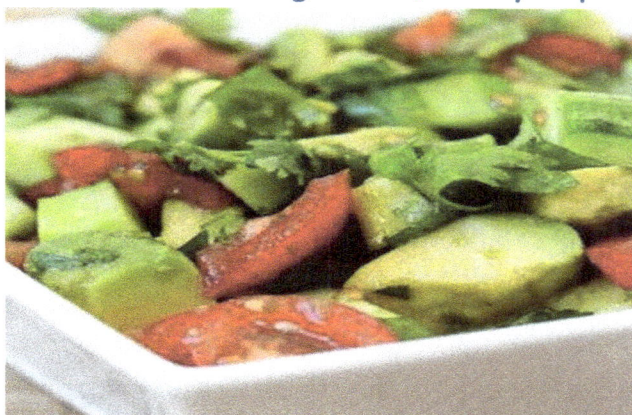

Ingredientes

- 1 rebanado pepino
- 3 rodajas de piña (piña)
- 1/2 cebolla morada fileteada

- 2 aguacates (aguacates)
- 1/3 taza de aceite de oliva
- 2 cucharadas de jugo de limón
- 1 cdita de sal
- 1 cdita de pimiento

Preparación

4. Corta el aguacate y la piña en cubos medianos.
5. Posteriormente corta el pepino a lo largo, quita las semillas con una cuchara y córtalo en rodajas.
6. Mezclar lo anterior en un bol, agregar la cebolla morada, la sal, la pimienta y sazonar con aceite de oliva y jugo de limón.

69. Ensalada de mango y aguacate

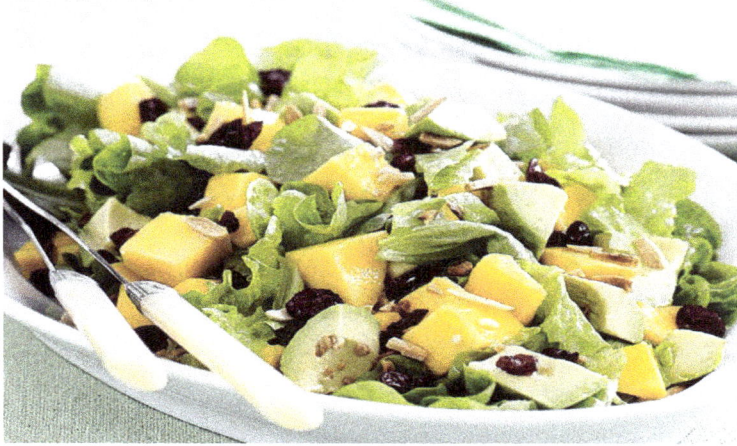

Ingredientes

- 1 unidad (es) de lechuga picada
- 1 pizca de pimienta
- 1 unidad (es) de aguacate
- 1 unidad (es) de mango
- 1 cucharada de vinagre de vino blanco
- 1 cucharada de aceite de oliva
- 2 cucharadas de almendras tostadas picadas
- 2 cucharadas de arándanos secos
- Sal

Preparación

1. Pelar y picar las verduras.
2. Pon la lechuga, el mango, el aguacate, las almendras y los arándanos en un bol.
3. Por otro lado, mezcla el aceite con el vinagre y agrega sal y pimienta.
4. Vierta sobre la ensalada y mezcle.
5. Sirve en platos y disfruta.

70. Ensalada de frijoles rojos con guacamole

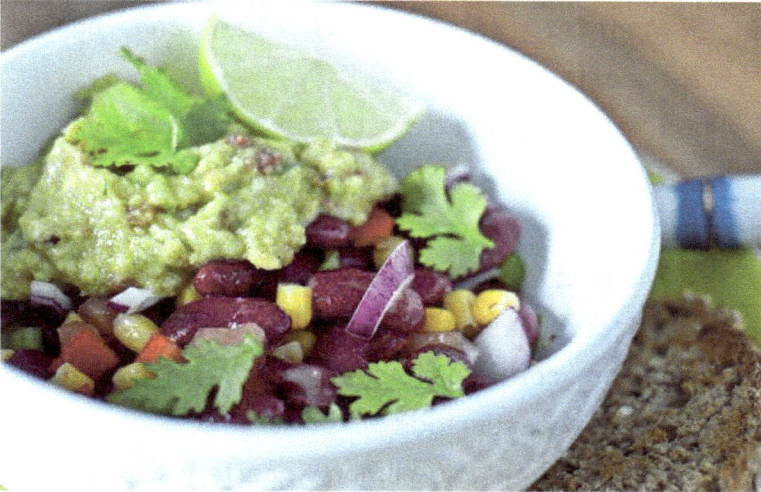

Ingredientes para 4 personas

- 1 unidad (es) de tomate (mediano)
- 1 unidad (es) de cebolla (media cebolla morada)
- 1 unidad (es) de pimiento rojo (mediano)
- 1 pizca de pimienta
- 1 unidad (es) de Limón
- 1 pizca de sal
- 1 unidad (es) de pimiento verde
- 250 gramos de Azuki una olla (frijoles rojos enlatados ya cocidos)
- 1 cucharada de aceite de oliva virgen extra

- 1 unidad (es) de guacamole fresco Frutas Montosa (Mercadona) también puedes hacerlo casero
- 1 taza pequeña de maíz dulce en lata

Preparación

1. Prepara la ensalada mezclando todos los ingredientes picados como Tomate, Cebolla, Limón, con los frijoles previamente lavados, Azuki y escurridos.
2. Aliñar con jugo de limón y aceite y sazonar con sal y pimiento verde.
3. Sirve la ensalada con el guacamole y tuesta con pan tostado.

71. En rodajas carne de vaca

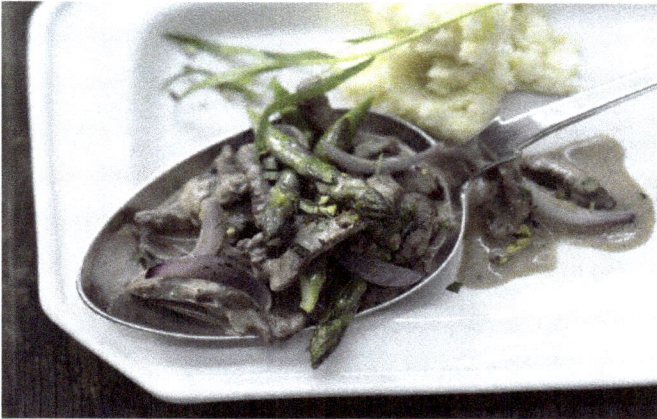

ingredientes

- 350 g de espárragos verdes
- 1 cebolla morada grande
- 275 espiga de res (p. Ej., Filete de lomo)
- 20 g de pistachos
- 2 tallos de estragón
- 1 cucharada de aceite de oliva
- sal pimienta
- 100 ml de vino blanco seco
- 100 ml de caldo de ave
- 150 ml de crema de soja

Pasos de preparación

1. Lavar los espárragos, pelar el tercio inferior con un cuchillo o un pelador, quitar los

extremos del tallo y cortar los tallos en trozos de 3 cm de largo.

2. Pelar la cebolla y cortarla en gajos.

3. Corta la carne en tiras finas.

4. Pica los pistachos en trozos grandes. Lavar el estragón, agitar para secar, arrancar las hojas y picar en trozos grandes.

5. Caliente el aceite de oliva en una sartén. Condimentar la carne con sal y pimienta, freír todo en aceite caliente a fuego alto, retirar y reservar.

6. Agrega los espárragos y la cebolla a la sartén y sofríe durante 2 minutos. Agrega los pistachos y sofríe por 1 minuto más. Sazone todo con sal y pimienta.

7. Vierta vino blanco en los espárragos (desglasar) y deje que el líquido hierva por completo.

8. Agrega el caldo y la crema de soja y lleva a ebullición.

9. Cocine a fuego lento la salsa a fuego medio durante 3-4 minutos hasta que esté cremosa, sazone con sal y pimienta.

10. Calentar brevemente la carne en la salsa, espolvorear con estragón y servir inmediatamente.

72. Rollitos de col de ternera

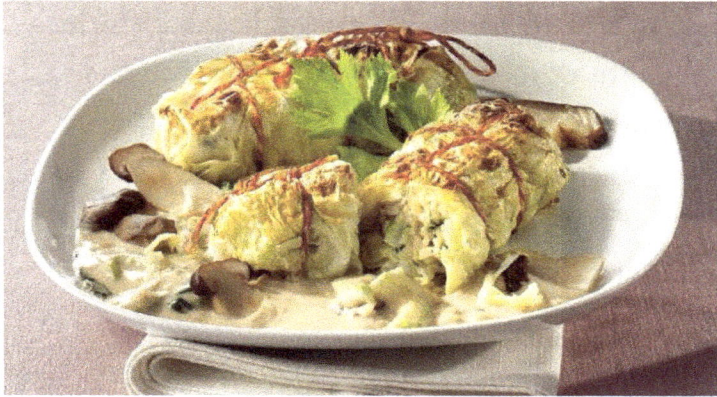

ingredientes

- 1 kg de col blanca (1 col blanca)
- sal
- 2 cebollas
- 1 diente de ajo
- 3 cucharadas de aceite
- 700 g de carne picada de ternera (reserva en la carnicería)
- 40 g de alcaparras (vaso; peso escurrido)
- 2 huevos
- pimienta
- 1 cucharadita de semillas de alcaravea
- 1 cucharada de pimentón en polvo (dulce noble)
- 400 ml de caldo de ternera
- 125 ml de crema de soja

Pasos de preparación

1. Lave el repollo y retire las hojas exteriores. Corta el tallo en forma de cuña. Ponga en una olla grande de agua con sal y déjela hervir.

2. Mientras tanto, retire 16 hojas del repollo una tras otra, agréguelas al agua hirviendo y cocine durante 3-4 minutos.

3. Sacar, enjuagar con agua corriente fría y escurrir. Coloque sobre una toalla de cocina, cubra con una segunda toalla y seque bien.

4. Corta las venas duras de las hojas medias.

5. Pelar y picar finamente las cebollas y los ajos. Calentar 1 cucharada de aceite. Cocine al vapor las cebollas y el ajo hasta que estén transparentes.

6. Deja enfriar un poco en un bol. Agregue la carne picada, las alcaparras, los huevos, la sal y la pimienta y mezcle todo en una masa de carne.

7. Junte 2 hojas de repollo y ponga 1 porción de carne picada en cada una de las hojas. Enrolle bien y átelo con hilo de cocina.

8. Calentar el resto del aceite en una cacerola y sofreír los 8 rollitos de repollo dorados por cada lado.

9. Agregue semillas de alcaravea y pimentón en polvo. Vierta el caldo de ternera en la cacerola y deje hervir. Cubra y cocine a fuego lento los rollos de repollo a fuego medio durante 35 a 40 minutos, dándoles vuelta una vez en el medio. Agrega la crema de soya a la salsa y deja que hierva por otros 5 minutos. Condimentar con sal y pimienta. Coloque los rollos de repollo en platos y sírvalos con arroz integral o puré de papas, si lo desea.

73. Chuleta de ternera rellena con Roquefort

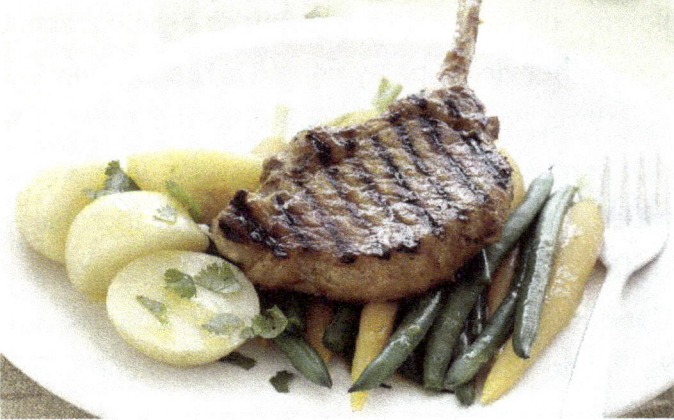

ingredientes

- 2 cebollas
- 2 dientes de ajo
- 180 g de peras (1 pera)
- sal
- pimienta
- 1 pizca de azúcar de caña
- 2 cucharadas de aceite de oliva
- 2 tallos de mejorana
- 60 g de Roquefort
- 1 chuleta de ternera (aprox.450 g, con hueso del tallo)
- 100 ml de vino blanco
- 100 ml de crema de soja
- $\frac{1}{2}$ limón

Pasos de preparación

1. Pelar las cebollas y cortarlas en aros de 5 mm de grosor. Pelar y triturar los dientes de ajo. Lavar y cortar en cuartos la pera y quitar el corazón. Corta a la mitad los cuartos de pera.

2. Coloque los aros de cebolla, el ajo y los trozos de pera en una fuente para asar y sazone con sal, pimienta y azúcar, rocíe con 1 cucharada de aceite de oliva. Hornee en horno precalentado a 200 ° C (convección 180 ° C, gas: nivel 3) durante unos 10 minutos.

3. Lavar la mejorana, sacudir para secar, arrancar las hojas y picar. Desmenuza el Roquefort y mézclalo con la mejorana.

4. Corta un bolsillo horizontalmente en la carne, rellénalo con el queso; pegar la incisión con 2 brochetas de madera. Sal y pimienta a la carne.

5. Caliente el aceite restante en una sartén pesada y fría la chuleta de cada lado a fuego alto durante 2-3 minutos. Colocar sobre las cebollas y freír en el horno durante 25-30 minutos. Perforar con una brocheta de madera: si sale jugo de carne rosa, la chuleta todavía tiene sangre por dentro. Si no te

gusta, fríe unos minutos más hasta que el jugo tenga un color claro.

6. Retirar la chuleta de ternera, envolver en papel de aluminio y dejar reposar 5 minutos.

7. Coloque el asador en la estufa y hierva el jugo de la carne. Desglasar con vino blanco y dejar hervir por completo.

8. Vierta la crema de soya y déjela hervir a fuego lento durante 3-4 minutos a fuego medio hasta que esté cremosa. Exprime 2 cucharaditas de jugo de la mitad del limón. Sazone la salsa con sal, pimienta y jugo de limón. Sirve con la carne.

74. Olla de calabaza y lentejas

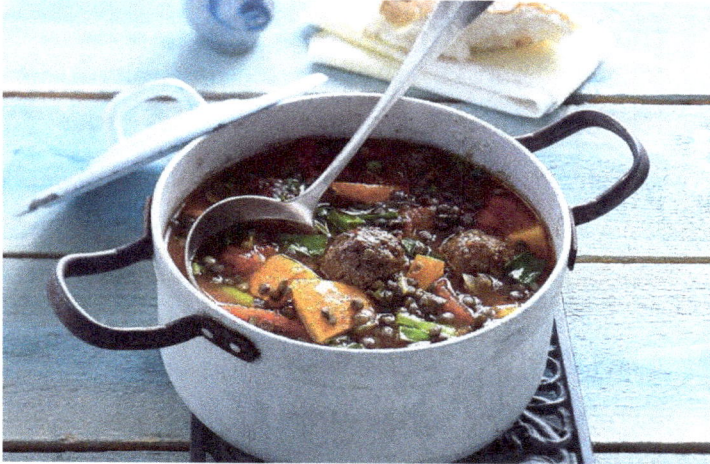

ingredientes

- 1 cebolla morada grande
- 2 dientes de ajo
- 2 cucharadas de aceite de oliva
- 250 g de lentejas verdes pequeñas
- 1 l de caldo de verduras
- 2 hojas de laurel
- 500 g de calabaza hokkaido
- 1 zanahoria
- 1 naranja
- 3 cebolletas
- sal yodada con fluoruro
- pimienta de cayena

Pasos de preparación

1. Pelar y picar la cebolla y el ajo. Calentar el aceite en una cacerola, añadir los dados de cebolla y el ajo y sofreír brevemente. A continuación, agregue las lentejas con el caldo de verduras y las hojas de laurel. Lleve todo a ebullición una vez y cocine en una cacerola cerrada durante 35 a 40 minutos a fuego lento.

2. Mientras tanto, lave la calabaza, córtela por la mitad, quítele el corazón y córtela en cubos de 2-3 cm con la piel. Pelar la zanahoria y cortarla en rodajas. Pele la naranja a fondo con un cuchillo afilado, eliminando completamente la piel blanca. Retire los filetes de entre las particiones y recoja el jugo. Limpiar y lavar las cebolletas y cortarlas en rollos finos.

3. Agregue los cubos de calabaza y las rodajas de zanahoria a las lentejas 5 a 8 minutos antes de que finalice el tiempo de cocción. Deje hervir a fuego lento en la olla cerrada. Finalmente, mezcla los filetes de naranja con el jugo en el guiso, calienta brevemente y

sazona el guiso con sal y pimienta de cayena.
Sirva adornado con cebolletas.

75. Fricasé de pollo

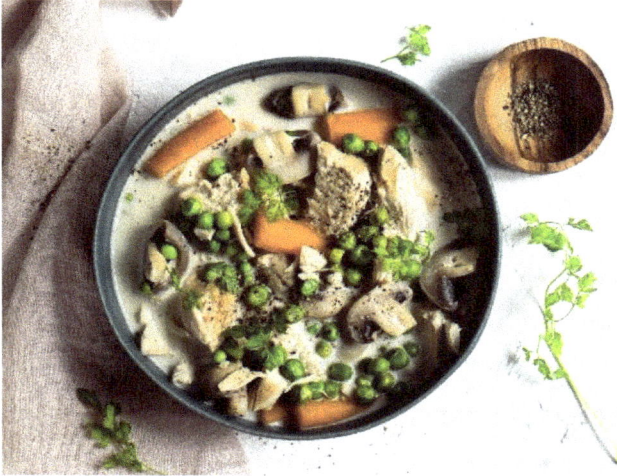

ingredientes

- 900 g de pechuga de pollo doble con hueso (2 pechugas de pollo dobles)
- 3 cebollas
- 1 manojo de verduras para sopa
- sal
- 1 hoja de laurel
- 10 granos de pimienta negra
- 250 ml de crema de soja
- 200 g de zanahorias
- 200 g de champiñones pequeños
- 300 g de guisantes (congelados)
- $\frac{1}{2}$ limón

- pimienta
- nuez moscada
- perifollo al gusto (para decorar)

Pasos de preparación

1. Lave el pollo, séquelo y quítele la piel. Llevar a ebullición las pechugas de pollo en 1,2 litros de agua con un poco de sal. Quite la espuma con una espumadera.
2. Mientras tanto, corte a la mitad las cebollas sin pelar. Limpiar las verduras para sopa, pelar la zanahoria y el apio y picar todo.
3. Agregue cebollas y verduras para sopa al pollo y la hoja de laurel y los granos de pimienta y cocine a fuego medio durante 35 minutos.
4. Saca la pechuga de pollo de la olla y reserva. Pasar el caldo por un colador y recoger.
5. Mida 750 ml de caldo y lleve a ebullición con la crema de soja. Reducir a 550 ml en 15-20 minutos a fuego alto. Mientras tanto, pele las zanahorias, córtelas en cuartos a lo largo y córtelas en trozos de unos 3-4 cm de largo.
6. Lavar los champiñones, limpiarlos, escurrirlos y cortarlos por la mitad si es necesario.

7. Retire el pollo de los huesos y córtelo en cubos de 2 cm. Agregue las zanahorias y los champiñones al caldo reducido (reducido) en la cacerola y cocine por 10 minutos a fuego medio.

8. Agregue los guisantes y la carne y cocine por otros 3 minutos. Exprime el limón y ralla un poco de nuez moscada. Sazone el fricasé de pollo con sal, pimienta, nuez moscada y jugo de limón y decore con un poco de perifollo si lo desea.

76. Escalope de ternera a la sartén con salsa de salvia y limón

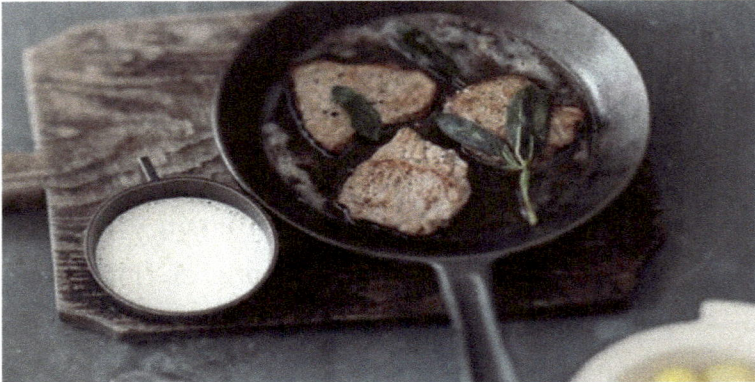

ingredientes

- 360 g de escalopes finos de ternera (6 escalopes finos de ternera)
- 2 tallos de salvia
- 1 limón orgánico
- 1 chalota
- 250 g de hojas frescas de espinaca
- 2 cucharadas de aceite de oliva
- sal
- pimienta
- 125 ml de crema de soja

Pasos de preparación

1. Coloque el escalope de ternera debajo de una película adhesiva o una bolsa para congelador y aplaste con un ablandador de carne o una sartén pesada.

2. Lavar la salvia, agitar para secar, arrancar las hojas y picar en trozos grandes.

3. Enjuague el limón con agua caliente y seque. Pelar la cáscara finamente con un pelador y luego cortarla en tiras muy finas. (Alternativamente, retire las tiras finas con un rallador.

4. Exprime el limón.

5. Pelar y picar finamente la chalota. Limpiar, lavar y centrifugar las espinacas.

6. Calentar 1 cucharada de aceite en una sartén. Freír el escalope de ternera por cada lado durante casi 1 minuto a fuego alto. Sacar, sazonar con sal, pimienta y mantener caliente en horno precalentado a aprox. 100 ° C (horno ventilador: 80 ° C, gas: nivel 1).

7. Limpia la sartén. Caliente el aceite restante y saltee los cubos de chalota durante 2 minutos hasta que estén transparentes. Agrega las espinacas y sofríe durante 1-2 minutos.

Condimente con sal y pimienta y coloque en platos precalentados.

8. Ponga la salvia y la ralladura de limón en la sartén, agregue 2 cucharadas de jugo de limón.

9. Vierta la crema de soja, lleve a ebullición y sazone con sal y pimienta.

10. Ponga el escalope de ternera con el jugo de carne acumulado en la sartén, mezcle una vez. Sacar la carne de la sartén, colocarla encima de las espinacas y servir con la salsa.

77. Espárragos verdes fritos con jamón de ternera italiano

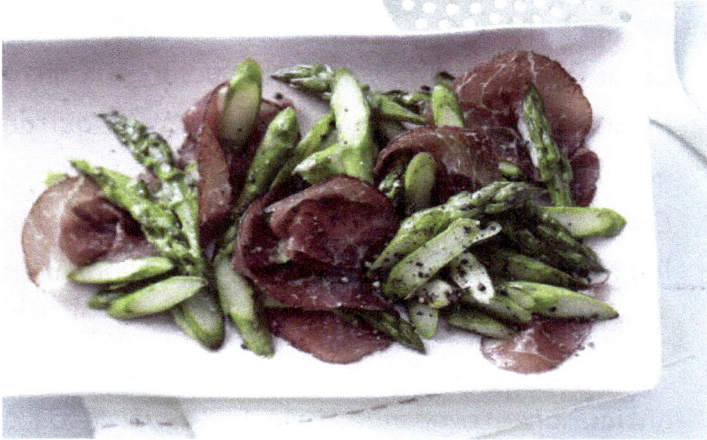

ingredientes

- 1 kg de espárragos verdes
- 3 cucharadas de aceite de colza
- 2 cucharadas de aceite de nuez
- sal
- 100 g de bresaola
- pimienta negra del molino

Pasos de preparación

1. Lavar los espárragos verdes, pelar el tercio inferior con un pelador y quitar generosamente las puntas leñosas.
2. Cortar las puntas de los espárragos y cortar los tallos de los espárragos muy en diagonal en trozos de unos 5 cm de largo.
3. Calentar el aceite de colza en una sartén antiadherente grande. Fríe los espárragos a fuego medio, revolviendo ocasionalmente, durante 8 a 10 minutos hasta que estén al dente.
4. Bajar el fuego, verter con cuidado el aceite para freír y añadir el aceite de nuez a los espárragos verdes fritos. Sal ligeramente, revuelve de nuevo y acomoda en una fuente con el jamón. Muela el pimiento encima y sírvalo.

78. Brochetas de maíz y pimiento a la parrilla

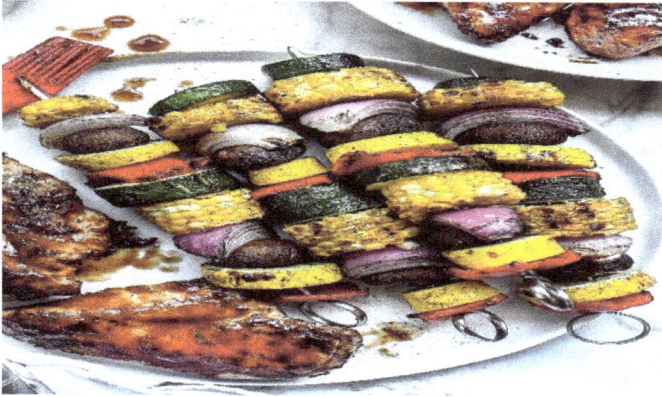

ingredientes

- 4 ° mazorca de maíz
- 1 pimiento rojo
- 1 pimiento verde
- 2 cucharadas de mantequilla
- sal
- pimienta de cayena

Pasos de preparación

1. Pelar la mazorca de maíz y cocinar en agua con sal durante unos 20 minutos. Sacar y dejar enfriar un poco, luego cortar en trozos aprox. 3 cm de largo.

2. Lavar los pimientos, cortar por la mitad, limpiar y cortar en trozos.

3. Colocar los pimientos y el maíz alternativamente en brochetas y colocar sobre papel de aluminio. Colocar sobre la parrilla con el papel de aluminio. Derretir la mantequilla, sazonar con sal y pimienta de cayena y untar la mazorca de maíz una y otra vez. Ase durante unos 10 minutos, volteando ocasionalmente.

79. Filetes de ternera al vapor

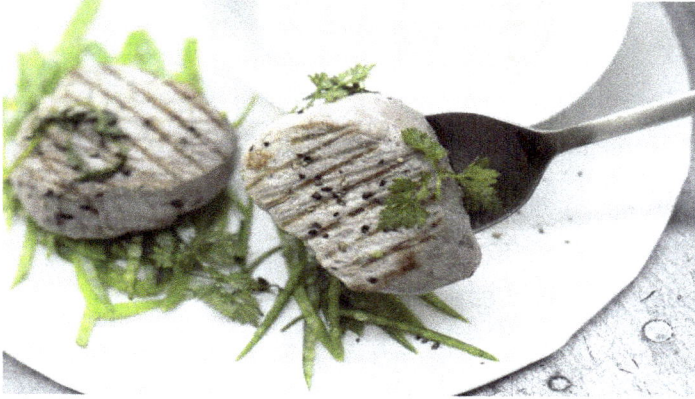

ingredientes

- 2 chalotes
- 200 g de azúcar en polvo
- 1 manojo de perifollo
- 280 g de filete de ternera (2 filetes de ternera)
- sal
- pimienta
- 1 cucharadita de aceite
- 20 g de mantequilla
- 3 cucharadas de vermú seco
- 175 g de crema de soja

Pasos de preparación

1. Pelar y cortar en dados pequeños las chalotas.

2. Limpiar los guisantes dulces y cortarlos en tiras finas.

3. Lavar perifollo, agitar para secar, arrancar las hojas. Pica finamente una mitad y coloca la otra en una canasta vaporera.

4. Lave los filetes, séquelos y sazone ligeramente con sal y pimienta. Calentar el aceite en una sartén grill. Freír los filetes por ambos lados durante 30 segundos a fuego muy alto, luego retirar inmediatamente de la sartén.

5. Coloque los filetes en la vaporera sobre las hierbas y distribuya los guisantes por encima.

6. Llene el fondo de una olla adecuada de unos 2-3 cm de altura con agua y coloque la cesta de modo que la comida no toque el agua. Tape la olla y cocine los filetes en el vapor de hierbas durante 5-6 minutos.

7. Calentar una sartén y dejar que la mantequilla haga espuma. Rehogar los cubos de chalota hasta que no tengan color.

8. Agrega el vermú y deja que hierva por completo.
9. Agrega la crema de soja, lleva a ebullición y reduce hasta que esté cremoso. Sazone con sal y pimienta, mezcle con el perifollo. Poner la salsa en el plato, colocar encima la carne y los guisantes dulces.

80. Filetes de ternera

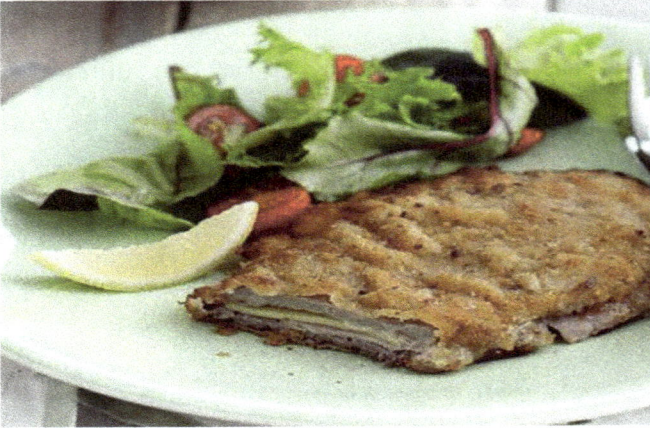

ingredientes

- 3 albaricoques
- 240 g de solomillo de ternera pequeño (6 solomillos de ternera pequeños)
- 2 chalotes
- 1 cucharada de aceite
- sal
- pimienta
- 100 ml de vino blanco o zumo de uva
- 125 ml de caldo de verduras clásico
- 150 ml de crema de soja
- 2 cucharadas de mostaza granulada
- 1 cucharada de mostaza picante
- $\frac{1}{2}$ traste
- cebollín

Pasos de preparación

1. Lave los albaricoques, córtelos por la mitad y quíteles los huesos.
2. Coloque los filetes de ternera debajo de un film transparente o en una bolsa para congelador y aplánelos (plato) con un ablandador de carne.
3. Pelar y picar finamente las chalotas.
4. Calentar una sartén antiadherente y freír los albaricoques vigorosamente brevemente sobre la superficie cortada sin grasa. Eliminar.
5. Limpia la sartén con papel de cocina y calienta el aceite en ella. Freír los filetes diminutos en aceite caliente durante 30 segundos por cada lado. Sacar y sazonar con sal y pimienta.
6. Ponga los dados de chalota en la sartén y saltee durante 1 minuto. Agrega el vino blanco y deja que hierva por completo.
7. Vierta el caldo y la crema de soja en la sartén.
8. Llevar a ebullición, agregar los albaricoques y dejar hervir a fuego lento durante 3-4 minutos hasta que estén cremosos.
9. Agrega la mostaza. Condimentar con sal y pimienta.

10. Caliente filetes diminutos en la salsa. Lavar las cebolletas, agitar para secar, cortar en rollos finos y espolvorear sobre la carne. Sirva los filetes diminutos inmediatamente. El arroz integral o la nieve de papa van bien con él.

81. Tortas de ternera con setas de ostra

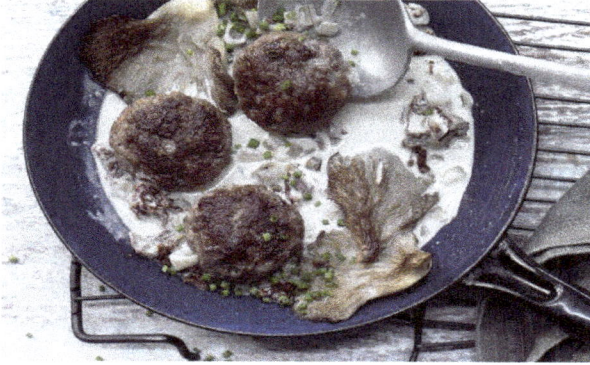

ingredientes

- 1 cebolla
- 1 diente de ajo
- 2 cucharadas de aceite de oliva
- 275 g de carne magra de ternera picada
- 1 cucharada de pan rallado integral
- 1 huevo
- sal
- pimienta
- 1 cucharadita de pimentón en polvo (rosa fuerte)
- 200 g de setas ostra
- 2 chalotes
- 40 g de tomates secados al sol en escabeche
- 175 ml de caldo de verduras clásico
- 125 ml de crema de soja
- 10 g de cebollino (0,5 manojo)

Pasos de preparación

1. Pelar y cortar en dados la cebolla y el diente de ajo. Calentar 1 cucharadita de aceite en una sartén, freír la cebolla y el ajo hasta que estén transparentes. Deje enfriar.

2. Mezclar la carne picada con el pan rallado, la cebolla, el ajo y el huevo. Sazone abundantemente con sal, pimienta y pimentón en polvo.

3. Forme 4 albóndigas con las manos húmedas.

4. Limpiar los hongos ostra, cortar por la mitad si es necesario.

5. Pelar y cortar en dados pequeños las chalotas. Corta los tomates en dados finos.

6. Calentar el resto del aceite en una sartén y sofreír las hamburguesas de ternera a fuego medio durante 1 minuto por cada lado. Retirar y reservar.

7. Agregue los champiñones y las chalotas a la sartén y fría durante 1 minuto.

8. Agrega el caldo y la crema de soja a la sartén y lleva a ebullición.

9. Agregue las hamburguesas de ternera y los tomates secados al sol a la sartén y cocine a fuego medio durante 4-5 minutos. Dar la vuelta y cocinar por otros 5 minutos.

10. Mientras tanto, lave las cebolletas, agítelas para secarlas y córtelas en rollos finos. Sazone la salsa con sal y pimienta. Sirve las empanadas de ternera espolvoreadas con el cebollino.

82. Pechuga de pollo con sésamo

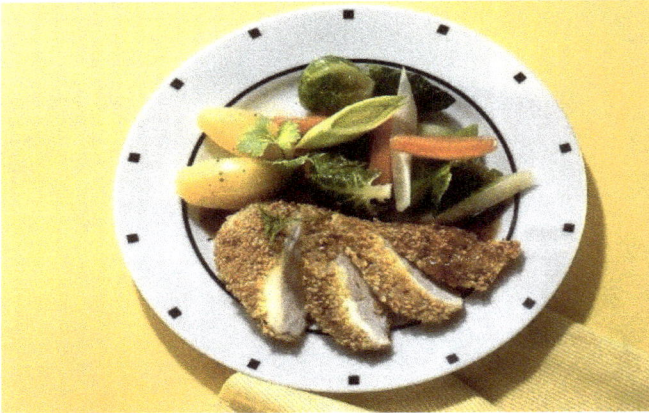

ingredientes

- 30 g de sésamo pelado (3 cucharadas)
- 720 g de filete de pechuga de pollo (4 filetes de pechuga de pollo)
- 3 g de jengibre (1 pieza)
- 1 guindilla roja
- 1 lima orgánica
- 4 cucharadas de salsa de soja
- 2 cucharaditas de miel
- 1 cucharada de aceite de colza
- 3 cucharadas de salsa de ostras

Pasos de preparación

1. Ase las semillas de sésamo en una sartén hasta que estén doradas. Ponlo en un plato.
2. Lave los filetes de pechuga de pollo y séquelos con papel de cocina.
3. Pelar el jengibre y picarlo finamente. Cortar el chile por la mitad a lo largo, quitar el corazón y picarlo finamente.
4. Lavar la lima con agua caliente, secarla y rallar finamente la mitad de la cáscara. Corta por la mitad y exprime la lima.
5. Batir el jengibre, la guindilla, la ralladura de lima, la salsa de soja, la miel, el aceite y la salsa de ostras en un bol.
6. Deje que la sartén para grill se caliente. Unte los filetes de pechuga de pollo con la salsa de chile y miel, colóquelos en la sartén y cocine a la parrilla durante unos 12 minutos, dando vuelta varias veces y untando con la salsa.

7. Espolvoree los filetes de pechuga de pollo con semillas de sésamo y rocíe con jugo de limón al gusto.

83. Filete de canguro

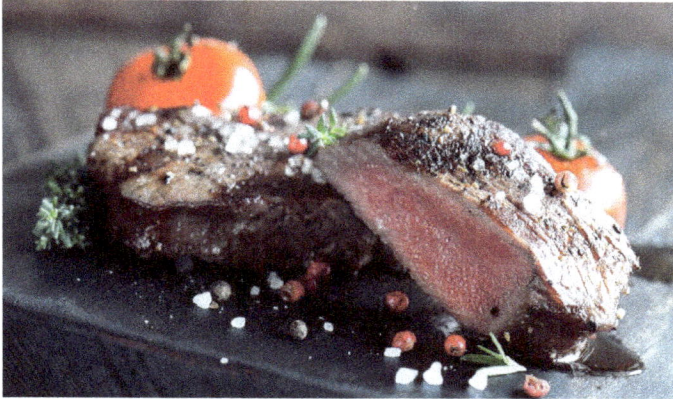

ingredientes

- 4 filetes de canguro (aproximadamente 200 g cada uno)
- 2 cucharadas de pimienta (verde, de la salmuera)
- Aceite de lima
- Sal marina (gruesa)
- 2 chalotes (finamente picados)
- 100 g de granos de maíz
- 100 g de tocino (finamente picado)
- 8 ramitas de tomillo (finamente picado)
- 100 ml de leche de coco
- 1 pizca de azúcar (morena)
- 1 cucharada de coco desecado

preparación

1. Para el filete de canguro, primero sazone los filetes de canguro con sal marina gruesa y remoje en la leche de coco durante 2-3 horas.

2. Retirar, asar directamente en la parrilla caliente durante 2 minutos por cada lado, luego asar en la zona indirecta a una temperatura central de 58 ° C.Rocir con aceite de lima, espolvorear con buena pimienta de su elección y dejar que se empape en el papel de aluminio. .

3. Caliente una sartén de hierro fundido en la olla de cocción lateral. Asar los dados de tocino (la grasa se freirá), asar las chalotas y añadir los granos de elote. Revuelva todo, sal, pimienta, vierta la marinada de coco, agregue el tomillo y sazone con una pizca de azúcar morena. Deje hervir a fuego lento brevemente. Esparcir el coco desecado encima y espolvorear con los granos de pimienta verde de la salmuera. Los filetes de canguro se cortan en rodajas y se sirven sobre las verduras. Las rodajas de camote a la parrilla son suficientes como guarnición.

84. Filete de pavo a la pimienta

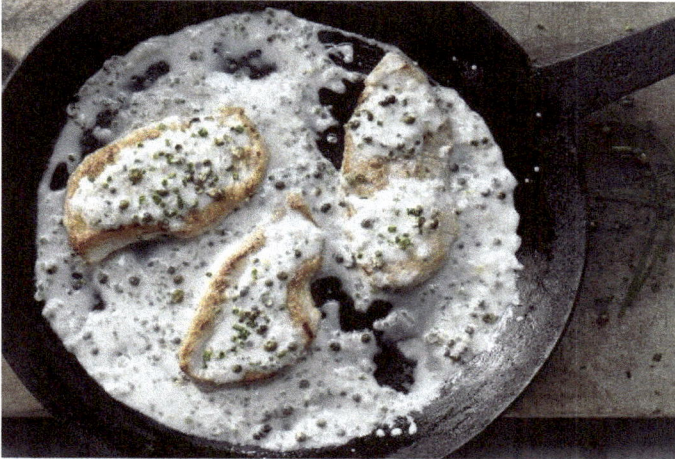

ingredientes

- 3 cucharaditas de pimiento verde en escabeche
- 3 chalotes
- 2 dientes de ajo
- 1 manojo de cebolletas
- 600 g de escalope de pavo fino (4 escalopes de pavo fino)
- pimienta
- 1 cucharada de aceite
- sal
- 4 cucharadas de jugo de arándano
- 300 ml de crema de soja

Pasos de preparación

1. Escurre el pimiento verde en un colador, recogiendo la salmuera. Tritura los granos de pimienta con un cuchillo grande.
2. Pelar y picar finamente las chalotas y el ajo.
3. Lavar las cebolletas, secarlas agitarlas y cortarlas en bollos finos.
4. Lave el escalope de pavo, séquelo, pimienta y fríalo en una sartén en aceite caliente por cada lado a fuego muy alto.
5. Sacar de la sartén, sazonar con sal y dejar reposar envuelto en papel de aluminio.
6. Saltee las chalotas y el ajo en una sartén a fuego medio mientras revuelve hasta que estén incoloras. Agregue los granos de pimienta y 2 cucharadas de salmuera y desglasar con el jugo de arándano.
7. Agrega la crema de soja y reduce hasta que quede cremoso.
8. Poner el escalope con la salsa en la sartén y llevar a ebullición.
9. Poner las cebolletas en la sartén, sazonar todo con sal y pimienta. Las patatas hervidas van bien con él.

85. Solomillo de ternera relleno de verduras

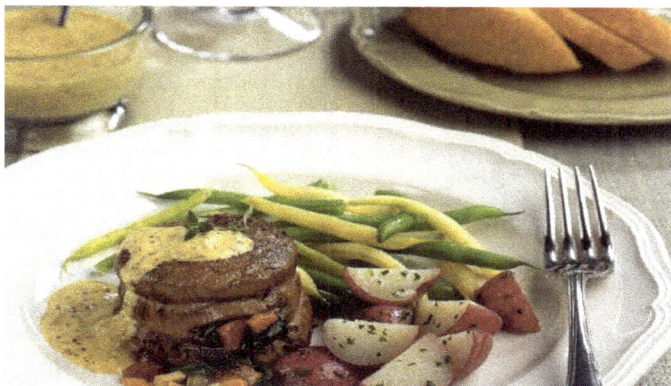

ingredientes

- 4 filetes de ternera (cada uno de unos 5 cm de altura)
- 1/2 manojo de perejil
- 2 zanahorias (o verduras a tu elección)
- 1 nabo amarillo (o verdura de su elección)
- 1/4 bulbo de apio (o verduras de su elección)
- 1 cucharada de aceite
- Vinagre balsámico
- sal
- Pimienta
- 8-12 rebanada (s) de tocino

preparación

1. Para el filete de ternera relleno de verduras, corte con cuidado un bolsillo a través de los filetes de ternera.

2. Lavar y picar finamente el perejil. Limpiar las verduras, cortarlas finamente con una cortadora de verduras, si es necesario, freírlas en una sartén con aceite durante unos minutos, añadir perejil picado, desglasar con un poco de vinagre balsámico y sazonar con sal y pimienta.

3. Vierta las verduras en los bolsillos de los bistecs, envuelva los bistecs con tiras de tocino, átelos con un rajo si es necesario, para que el tocino se mantenga bien.

4. Prepare la parrilla para asar directamente a la parrilla a fuego alto.

5. Sazone las superficies cortadas de los bistecs con sal y pimienta y luego áselos a la parrilla a fuego directo durante aproximadamente 3 minutos por cada lado.

6. El solomillo de ternera relleno de verduras después de asarlo a la parrilla envuelto en papel de aluminio deja reposar 5 minutos.

86. Ensalada de espárragos y zanahoria con burrata

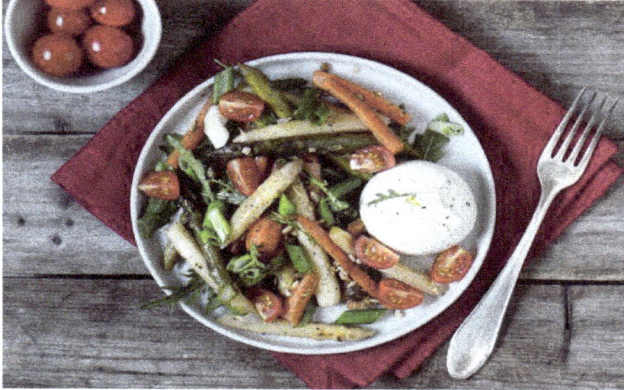

ingredientes

- 250 g de espárragos blancos
- 250 g de espárragos verdes
- 2 zanahorias
- 3 cucharadas de aceite de oliva
- 1 cucharada de semillas de girasol
- 1 cucharada de jugo de limón
- 150 g de tomates cherry
- 1 puñado de rúcula
- 1 cebolla tierna
- 2 bolas de burrata

Pasos de preparación

1. Pelar los espárragos y cortar los extremos inferiores. Lavar los espárragos verdes y cortar también las puntas leñosas. Corta los espárragos en trozos. Limpiar, pelar y cortar las zanahorias en palitos.

2. Calentar el aceite en una sartén, sofreír los espárragos y las zanahorias a fuego medio durante 5 minutos. Agregue las semillas de girasol y ase durante 3 minutos. Desglasar con jugo de limón y sazonar la mezcla de espárragos y zanahoria con sal y pimienta. Luego sácalo del fuego y déjalo enfriar.

3. cenizas y tomates en cuartos al mismo tiempo. Lavar la rúcula y secar con agitación. Limpiar, lavar y cortar las cebolletas en trozos.

4. Mezclar los espárragos con los tomates, la rúcula y las cebolletas, disponer en platos y servir con una cucharada de burrata.

87. Sopa de pizza vegetariana

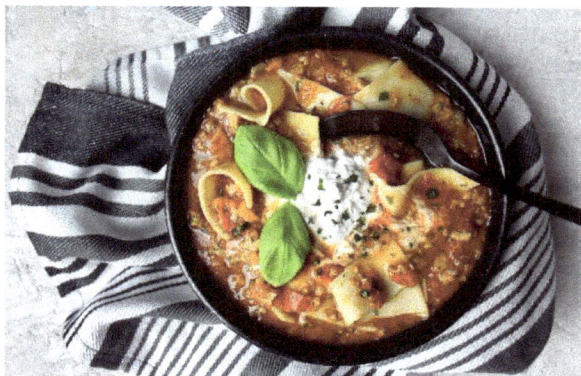

ingredientes

- 300 g de champiñones marrones
- 1 cebolla morada
- 2 dientes de ajo
- 1 pimiento amarillo
- 1 pimiento rojo
- 100 g de espinacas tiernas
- 250 g de mozzarella (45% de grasa en materia seca)
- 4 cucharadas de granos de avellana
- 4 cucharadas de aceite de oliva
- 500 g de tomates colados (vaso)
- 500 ml de caldo de verduras
- sal
- pimienta
- 2 cucharaditas de orégano seco
- 1 cucharadita de albahaca seca

- 1 cucharadita de pimentón en polvo
- 2 cucharaditas de salsa de soja

Pasos de preparación

1. Limpiar los champiñones, cortarlos en cubos muy pequeños y esparcirlos en el plato superior. Déjelo secar durante unos 30 minutos.

2. Mientras tanto, pelar las cebollas y el ajo, cortar las cebollas en tiras y picar el ajo. Limpiar, lavar, cortar la pimienta por la mitad, quitar las semillas y cortar en cubos. Limpia las espinacas, lávalas, agítalas para que se sequen, córtalas en trozos grandes y reserva un puñado para decorar. Escurre el queso mozzarella y córtalo en cubos pequeños.

3. Picar las avellanas en trozos grandes, asar a fuego medio durante unos 3-5 minutos en una sartén, retirar de la sartén y reservar.

4. Calentar 2 cucharadas de aceite de oliva en una sartén y sofreír la cebolla y el ajo a fuego medio. Vierta los tomates y la sopa y cocine a fuego lento durante unos 10 minutos. Sazone la sopa de pizza con sal, pimienta, orégano y albahaca. Luego agregue tres cuartos de

pimentón, espinacas y queso mozzarella y revuelva.

5. Calentar el aceite de oliva que queda en la sartén, freír los dados de champiñones durante unos 5 minutos y sazonar con pimentón en polvo, salsa de soja y pimienta. Luego mezcle con las avellanas y agregue a la sopa de pizza. Espolvorear con el resto de las espinacas y el queso mozzarella.

88. Pasta feta sacada del horno

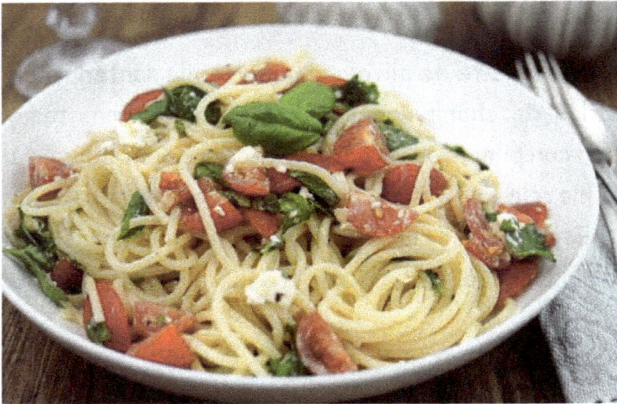

ingredientes

- 600 g de tomates cherry
- 1 cebolla morada
- 2 dientes de ajo
- 200 g de queso feta
- 1 cucharada de aceite de oliva
- sal
- pimienta
- 1 pizca de tomillo seco
- 1 pizca de orégano seco
- 1 pizca de hojuelas de chile
- 400 g de espaguetis de trigo integral
- 2 puñados de albahaca

Pasos de preparación

1. Limpiar y lavar los tomates y cortar por la mitad si es necesario. Pelar las cebollas, cortarlas por la mitad y cortarlas en rodajas finas. Pelar y cortar el ajo en rodajas. Pon las verduras en una fuente para horno y el queso feta en el medio. Espolvorea todo con aceite de oliva, sal, pimienta y especias.

2. Hornee en horno precalentado a 200 ° C (convección 180 ° C, gas: nivel 3) durante 30-35 minutos.

3. Mientras tanto, siga las instrucciones del paquete para cocinar la pasta en agua hirviendo con sal. Lavar la albahaca, agitar para secar y arrancar las hojas.

4. Escurre la pasta y escúrrela. Retire el queso feta y las verduras del horno, píquelas en trozos grandes con un tenedor y mezcle. Coloque la pasta y 1 ½ puñado de albahaca en una fuente para horno, mezcle todo bien y distribuya en 4 platos. Sirve con las hojas de albahaca restantes.

89. Spirelli con salsa de tomate, lentejas y queso feta

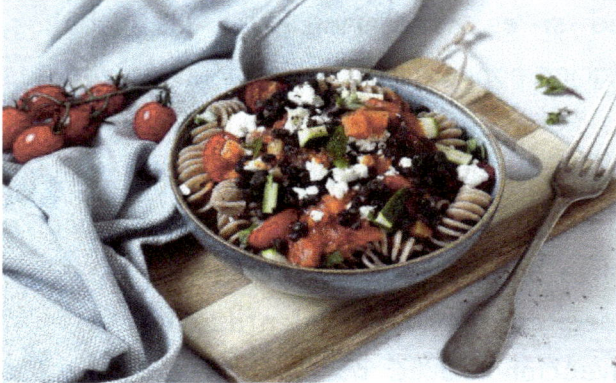

ingredientes

- 50 g de lentejas beluga
- 1 chalota
- 1 diente de ajo
- 1 zanahoria
- 1 calabacín
- 2 cucharadas de aceite de oliva
- ½ cucharadita de pasta harissa
- 200 g de tomates en trozos (lata)
- sal
- pimienta
- 1 rama de tomillo
- 250 g de pasta integral (spirelli)
- 200 g de tomates cherry
- 50 g de queso feta

Pasos de preparación

1. Cuece las lentejas en el doble de agua hirviendo durante 25 minutos hasta que estén tiernas. Luego escurrir y escurrir.

2. Mientras tanto, pelar y picar la chalota y el ajo. Limpiar las zanahorias y los calabacines y picarlos en trozos pequeños.

3. Calentar el aceite en una sartén y freír la chalota y el ajo a fuego medio durante 3 minutos, luego agregar las zanahorias, el calabacín y la pasta harissa y freír durante 5 minutos. Luego agregue los tomates y cocine a fuego lento por otros 4 minutos. Lavar el tomillo, agitar para secar y golpear las hojas. Sazone la salsa con sal, pimienta y tomillo.

4. Simultáneamente, siga las instrucciones del paquete y cocine la pasta en abundante agua salada hirviendo durante 8 minutos. Luego escurrir y escurrir. Sazone las lentejas terminadas con sal y pimienta. Lavar los tomates y dividirlos en 4 partes iguales. Triturar el queso feta.

5. Pon la pasta en un bol, vierte la salsa con lentejas y tomates, espolvorea con queso feta y disfruta.

90. Ensaladas de hojas mixtas con aguacate y pecorino rallado

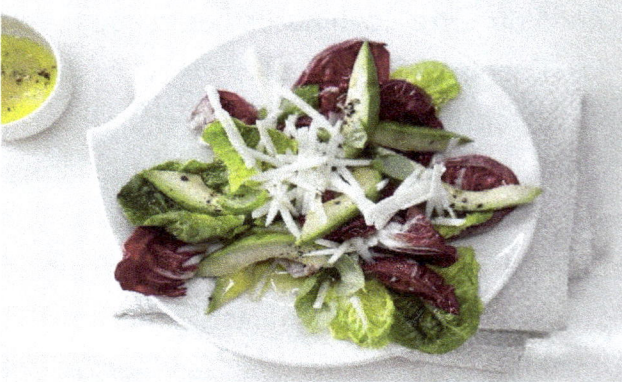

ingredientes

- 150 g de corazón de lechuga romana (1 corazón de lechuga romana)
- 150 g de achicoria pequeña (1 achicoria pequeña)
- 1 lima
- 1 cucharada de sirope de arce
- flor de sal
- pimienta
- 6 cucharadas de aceite de oliva
- 1 aguacate maduro
- 2 tallos de albahaca
- 30 g de pecorino (1 pieza)

Pasos de preparación

1. Limpiar, lavar y centrifugar las ensaladas. Corta las hojas al gusto y colócalas en un bol.
2. Corta por la mitad y exprime la lima.
3. Para la vinagreta, mezcle jugo de lima con sirope de arce, un poco de flor de sal y pimienta. Batir el aceite de oliva con un batidor.
4. Pelar y cortar por la mitad el aguacate, quitar el hueso y cortar la pulpa a lo largo en rodajas finas.
5. Lavar la albahaca, secar con centrifugado y arrancar las hojas. Corta las hojas en tiras finas.
6. Rocíe la mitad de la vinagreta sobre la ensalada. Mezclar con cuidado y disponer en 4 platos.
7. Vierta el resto de la salsa para ensalada sobre las rodajas de aguacate y sirva las rodajas con la ensalada.
8. Vierta la albahaca encima y ralle el queso encima.

91. Tortilla de queso con hierbas

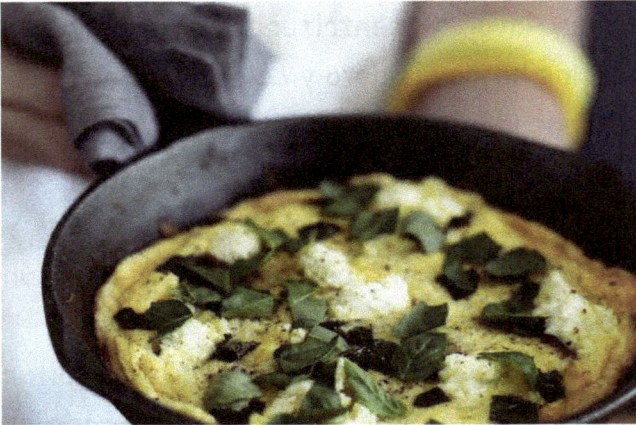

ingredientes

- Perifollo de 3 tallos
- 3 tallos de albahaca
- 20 g de parmesano
- 1 chalota
- 8 huevos
- 2 cucharadas de queso crema fresca
- 1 cucharada de mantequilla
- 150 g de queso de oveja
- sal
- pimienta

Pasos de preparación

1. Lavar el perifollo y la albahaca, agitar para secar y picar en trozos grandes. Ralla el parmesano. Pelar y picar finamente la chalota. Batir los huevos con la crema fresca, el parmesano, el perifollo y la mitad de la albahaca.

2. Derretir la mantequilla en una sartén para horno, freír la chalota, verter los huevos y triturar el queso feta. Hornee en horno precalentado a 200 ° C (convección 180 ° C, gas: nivel 3) durante unos 10 minutos hasta que esté dorado.

3. Retirar del horno, sazonar con sal y pimienta, espolvorear con la albahaca restante y disfrutar.

92. Sartén de trigo vegetal

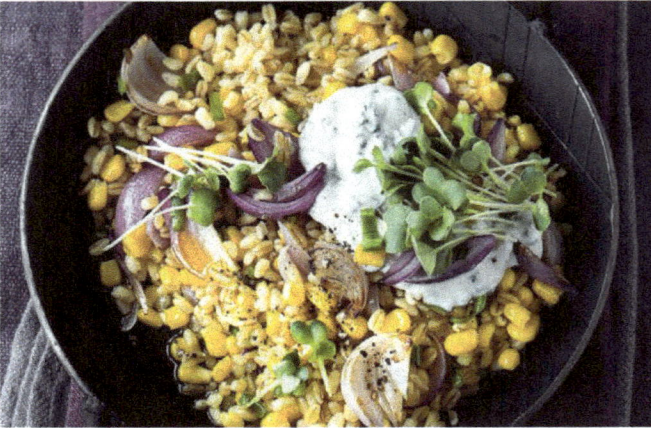

ingredientes

- Perifollo de 3 tallos
- 3 tallos de albahaca
- 20 g de parmesano
- 1 chalota
- 8 huevos
- 2 cucharadas de queso crema fresca
- 1 cucharada de mantequilla
- 150 g de queso de oveja
- sal
- pimienta

Pasos de preparación

1. Lavar el perifollo y la albahaca, agitar para secar y picar en trozos grandes. Ralla el parmesano. Pelar y picar finamente la chalota. Batir los huevos con la crema fresca, el parmesano, el perifollo y la mitad de la albahaca.

2. Derretir la mantequilla en una sartén para horno, freír la chalota, verter los huevos y desmenuzar el queso feta encima. Hornee en horno precalentado a 200 ° C (convección 180 ° C, gas: nivel 3) durante unos 10 minutos hasta que se doren.

3. Sacar del horno, sazonar con sal, pimienta y servir espolvoreado con la albahaca restante.

93. Verduras al horno con aderezo de ajo y mostaza

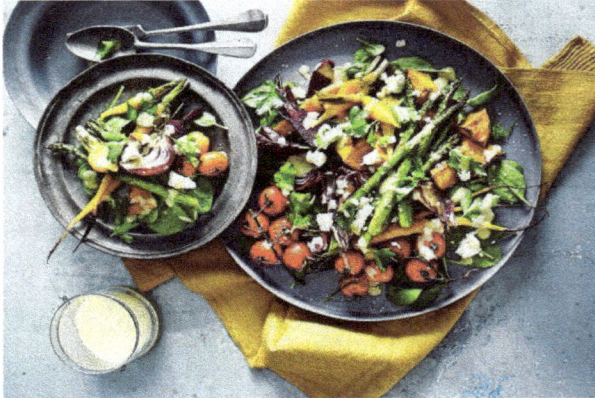

ingredientes

- 3 cebollas rojas
- 200 g de remolacha tierna (2 tubérculos)
- 400 g de zanahorias tiernas (1 manojo)
- 400 g de batatas (1 batata)
- 350 g de espárragos verdes
- 300 g de tomates de cóctel
- 1 rama de romero
- 4 cucharadas de aceite de oliva
- sal
- pimienta
- 150 g de espinacas tiernas
- 10 g de perejil (0,5 manojo)
- 2 dientes de ajo
- 4 cucharadas de vinagre de vino blanco
- 20 g de mostaza (1 cucharada)

- 1 cucharadita de miel
- 150 g de queso feta (9% de grasa)

Pasos de preparación

1. Pelar las cebollas, cortarlas por la mitad y cortarlas en gajos. Pelar, lavar y cortar las remolachas en cuñas. Lavar las zanahorias limpias y cortarlas por la mitad a lo largo. Pelar las batatas, lavarlas y cortarlas en gajos o trozos grandes. Lave los espárragos, corte los bordes del árbol y pele el tercio inferior del tallo. Lava los tomates. Lavar el romero, agitar para que se seque y cortar las agujas.

2. Mezclar la cebolla, el camote, la zanahoria y la remolacha con 2 cucharadas de aceite y sazonar con romero, sal y pimienta. Extienda en una bandeja para hornear forrada con papel de hornear y hornee en un horno precalentado a 180 ° C (ventilador de 160 ° C; gas: nivel 2-3) durante unos 15-20 minutos con rotación ocasional. Luego agregue los tomates y los espárragos y cocine por otros 15 minutos.

3. Mientras tanto, lave las espinacas y el perejil, agite para que se sequen y pele las hojas de

perejil. Pelar el ajo y picarlo en trozos pequeños. Mezcle vinagre con ajo, mostaza, 1-2 cucharadas de agua y miel. Mezcle con el aceite restante en un batidor y sazone con sal y pimienta.

4. Retirar las verduras de la bandeja y colocar las espinacas y el perejil en un plato. Luego machaca el queso feta y alístalo para que haga una lluvia ligera.

94. Tofu de mostaza de limón con verduras de pepino

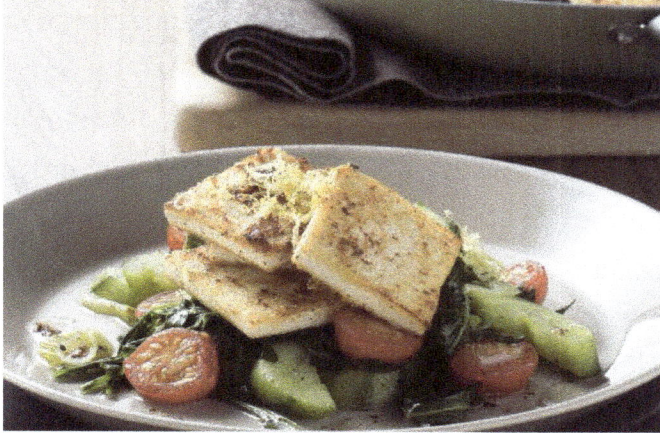

ingredientes

- 1 limón orgánico
- 1 cucharada de mostaza mediana picante
- sal
- pimienta
- 600 g de tofu
- 1 pepino
- 250 g de tomates de cóctel
- 200 g de rúcula
- 2 cucharadas de aceite de oliva
- nuez moscada

Pasos de preparación

1. Lave el limón con agua caliente, séquelo, frote la cáscara y exprima el jugo.

2. Mezcle 4 cucharadas de jugo de limón con mostaza, 1 cucharadita de sal y pimienta. Cortar el tofu en rodajas, untar con la marinada y dejar reposar en el frigorífico al menos 2 horas.

3. Mientras tanto, pela el pepino, córtalo por la mitad y córtalo en trozos de 1 cm de grosor. Lave los tomates y córtelos por la mitad. Lava el cohete y sécalo con un centrifugado.

4. Calentar 1 cucharada de aceite en una sartén. Saltea los trozos de pepino a fuego medio durante 2 minutos. Sal, pimienta y sofríe por otros 3 minutos. Agregue la rúcula y los tomates y cocine todo junto por otros 3 minutos. Sazone al gusto con sal, pimienta, el jugo de limón restante y nuez moscada recién rallada.

5. Pat the tofu dry. Heat the rest of the oil in another pan. Fry the tofu on both sides over high heat for 3–5 minutes until golden brown.

6. Repartir las verduras guisadas en 4 platos, colocar encima el tofu y espolvorear con ralladura de limón.

95. Papas al horno con brócoli

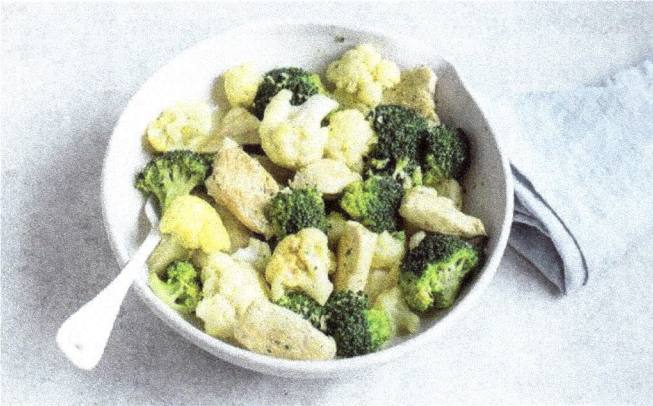

ingredientes

- 500 g de patata nueva pequeña
- 3 ramas de romero
- 4 cucharadas de aceite de oliva
- sal
- pimienta
- 1 caja de berro de jardín
- 1 cucharadita de jugo de limón
- 100 g de mantequilla de anacardo
- nuez moscada
- 600 g de brócoli (1 brócoli)
- 50 g de anacardos
- ½ rábano traste
- 1 manojo de cebolletas

Pasos de preparación

1. Las patatas están bien pulidas, lavadas y cortadas por la mitad. Lave el romero, agite para que se seque y retire la aguja. Mezclar todo con 2 cucharadas de aceite de oliva, sal y pimienta. Colocar las patatas en una bandeja de horno forrada con papel de horno y hornear en el horno precalentado a 200 ° C (horno ventilador: 180 ° C; gas: nivel 3) durante unos 30 minutos. Mientras tanto, cortar los berros de la cama y use una batidora de mano para hacer puré con jugo de limón y mantequilla de anacardo. Vierta el agua lentamente hasta que la salsa esté cremosa y densa. Condimente con sal, pimienta y nuez moscada rallada.

2. Pelar y lavar el brócoli, cortar en floretes pequeños y mezclar con el resto del aceite de oliva, sal y pimienta. Agregue las flores de brócoli a las papas y hornee por otros 15 minutos, mientras tanto, ase los anacardos en una sartén a fuego medio durante 3 minutos para que se doren ligeramente. Retíralo y déjalo a un lado. Limpiar el rábano, lavarlo y cortarlo en palitos finos. Limpiar las cebolletas, lavarlas y cortarlas en rodajas.

3. Saque las patatas y el brócoli del horno y colóquelos en platos. Unte la salsa de anacardos encima y sirva con anacardos, rábanos y cebolletas.

96. Avena al horno con moras

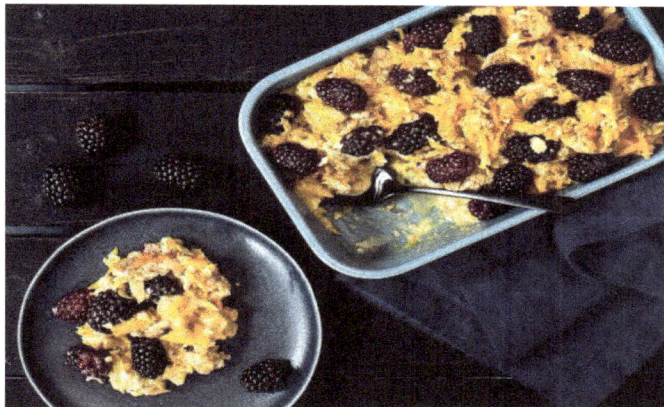

ingredientes

- 100 g de avena tierna
- 1 pizca de sal
- 1 cucharadita de canela
- 45 g de nueces (3 cucharadas)
- 200 g de moras
- 200 g de calabaza hokkaido (1/4 calabaza hokkaido)
- 1 manzana
- 180 ml de bebida de avena (leche de avena)
- 1 cucharadita de aceite de coco derretido
- 1 cucharada de miel

Pasos de preparación

1. Poner la avena en un bol grande y verter 200 ml de agua hirviendo encima. Agrega una pizca de sal y canela, revuelve todo y deja en remojo 10 minutos.

2. Mientras tanto, pique las nueces en trozos grandes y enjuague las moras. Lave la calabaza de Hokkaido, frote el corazón y ralle finamente. Lavar la manzana, cortarla por la mitad, quitarle el corazón y rallarla finamente. Agregue la bebida de avena, nueces, moras, manzana y Hokkaido rallado a la avena y mezcle bien.

3. Unte una fuente para horno (26 x 20 cm) con aceite de coco derretido y agregue la mezcla de avena y moras. Espolvorear todo con miel y hornear en horno precalentado a 180 ° C (convección 160 ° C; gas: nivel 2-3) 20-25 minutos.

97. Penne con salsa de tomate y garbanzos

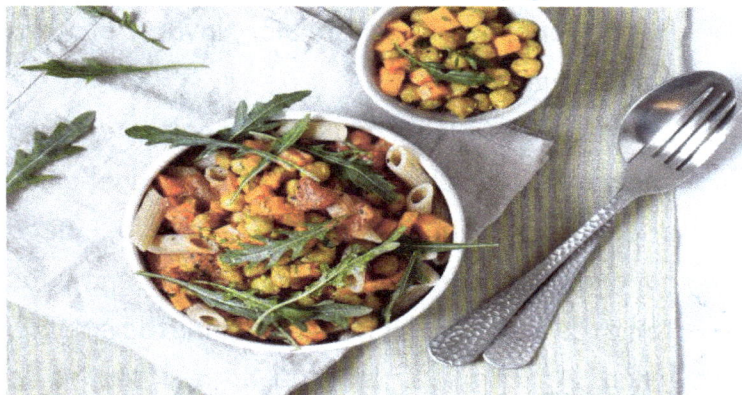

ingredientes

- 1 diente de ajo
- 2 zanahorias
- 3 cucharadas de aceite de oliva
- ½ cucharadita de comino
- 1 pizca de pimienta de cayena
- 200 g de tomates en trozos (lata)
- 50 ml de crema de soja
- sal
- pimienta
- romero seco
- 250 g de pasta integral (penne)
- 100 g de garbanzos
- ½ cucharadita de cúrcuma en polvo
- 1 cucharadita de sésamo
- 1 puñado de rúcula

Pasos de preparación

1. Pelar y picar los ajos. Limpiar, lavar y picar la zanahoria.
2. Calentar 2 cucharadas de aceite en una cacerola, sofreír el ajo y las zanahorias durante 5 minutos a fuego medio, luego agregar el comino, la pimienta de cayena y los tomates y cocinar por otros 4 minutos a fuego lento. Agrega la crema de soja y sazona la salsa con sal, pimienta y romero.
3. Al mismo tiempo, cocine la pasta en una gran cantidad de agua hirviendo con sal durante 8 minutos según las instrucciones del paquete. Luego drene el agua y drene el agua.
4. Para cocinar los garbanzos, calienta el aceite restante en una sartén, agrega los garbanzos, la cúrcuma, el ajonjolí y sofríe durante 4 minutos a fuego medio. Condimentar con sal y pimienta. Lavar la rúcula y secar con agitación.
5. Divida la pasta en tazones, cubra con salsa de garbanzos y sirva con rúcula.

98. Focaccia de masa madre

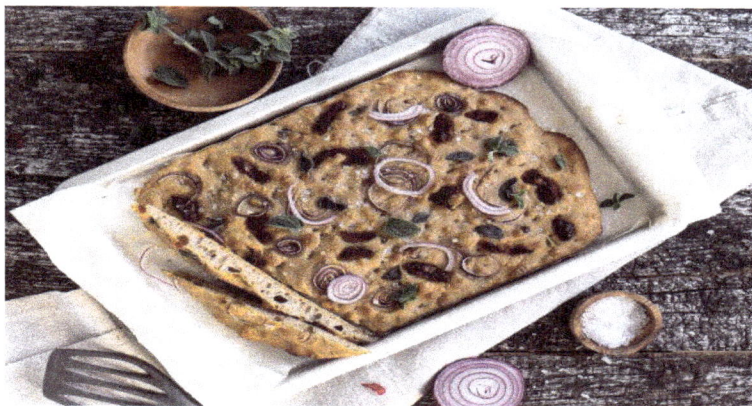

ingredientes

- 10 g de masa madre- anstellgut (trigo agrio)
- 245 g de agua tibia
- 6 g de sal
- 70 g de harina integral
- 250 g de harina de espelta tipo 1050
- 6 g de aceite de oliva
- 3 cucharadas de aceite de oliva
- 2 ramas de orégano fresco
- 4 tomates secados al sol
- 1 cebolla morada
- 1 pizca de sal marina

Pasos de preparación

1. Mezcle la cobertura con 20 g de agua tibia, agregue 20 g de harina integral y mezcle bien. Cubrir y dejar madurar en un lugar cálido durante 3-6 horas.

2. Cuando la masa madre esté madura, disuelva la sal en el agua restante, agregue la harina restante y agregue la masa madre. Amasar bien la masa durante unos 10 minutos. A continuación, amasar con 6 g de aceite de oliva. Verter en una cazuela untada con $\frac{1}{2}$ cucharada de aceite y tapar, dejar reposar 30 minutos. Estire y doble cuatro veces y deje reposar durante 30 minutos cada vez.

3. Colocar en una bandeja de horno honda (aprox. 35x20 cm) recubierta con $\frac{1}{2}$ cucharada de aceite y dejar reposar 4 horas. En la primera hora, estírese cuidadosamente hacia afuera en las esquinas con las manos mojadas dos veces (con un descanso de 30 minutos en el medio).

4. Mientras tanto, lave el orégano, agítelo y quítele las hojas. Corta los tomates secos en trozos pequeños. Pelar la cebolla y cortarla en aros finos.

5. Repartir el resto del aceite de oliva sobre la masa, presionar con cuidado varias veces en la masa con los dedos mojados, para que se formen muchas pequeñas depresiones y el aceite de oliva se acumule en ellas. Unte encima el orégano, la sal marina, la cebolla y los tomates.
6. Hornee en horno caliente a 230 ° C (horno ventilador 210 ° C; gas: nivel 4) durante 30 minutos.

99. Cuenco de trigo sarraceno con castañas

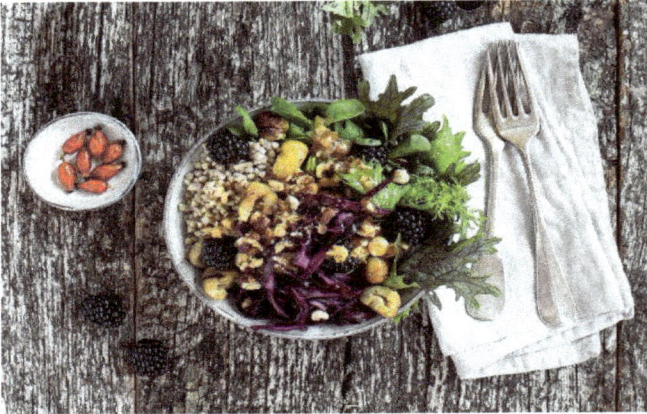

ingredientes

- 250 g de trigo sarraceno
- sal
- 400 g de col lombarda
- 30 g de semillas de avellana (2 cucharadas)
- 5 cucharadas de aceite de colza
- 1 cucharada de vinagre de sidra de manzana
- 30 g de crema de frutas de escaramujo (2 cucharadas)
- 1 cucharadita de mostaza
- pimienta
- ½ cucharadita de tomillo seco

- 300 g de castañas (precocidas; envasadas al vacío)
- 100 g de lechuga de cordero
- 100 g de ensalada de hierbas silvestres
- 100 g de moras

Pasos de preparación

1. Enjuague el trigo sarraceno en un colador y cocine en el doble de agua hirviendo con sal durante 15 minutos. Luego escurre y deja enfriar.

2. Mientras tanto, limpia y lava la col roja y córtala en tiras finas. Amasar el repollo con 1/4 de cucharadita de sal durante 5 minutos.

3. Para el aderezo, asa las avellanas en una sartén caliente sin grasa a fuego medio durante 3 minutos. Luego dejar enfriar y picar. Batir 4 cucharadas de aceite con vinagre de manzana, untar de frutas, mostaza y 2-3 cucharadas de agua y sazonar con sal, pimienta y 1/4 de cucharadita de tomillo. Incorpora las avellanas.

4. Corta las castañas por la mitad. Calentar el resto del aceite en una sartén. Freír las

castañas con el tomillo restante durante 5 minutos a fuego medio.

5. Al mismo tiempo lavar las ensaladas y secarlas agitando. Lava las moras. Para servir, poner trigo sarraceno en 4 tazones, servir con col lombarda, lechuga, castañas y moras y rociar con el aderezo.

100. Espaguetis de calabacín

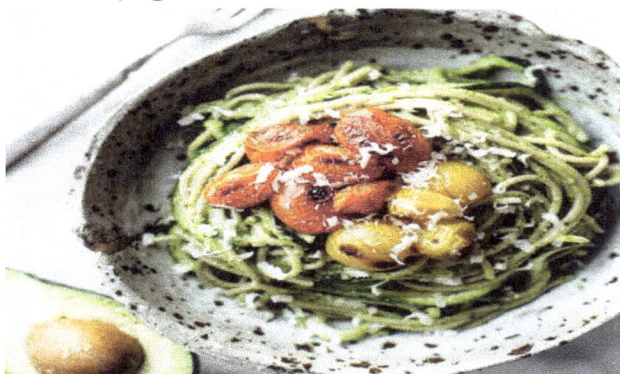

Ingredientes para 1 persona

- 1 unidad (es) de calabacín
- 1 pizca de sal herbal Herbamare o sal normal

Preparación

1. Pase el calabacín JUNTO con el rallador grande; no pasa nada si se corta por la mitad porque es imposible que quede perfecto.

2. Cuando hayas rallado todo el calabacín, Herbamare sal de hierbas o sal normal y prepara mientras tu salsa para que el calabacín vaya perdiendo agua.

3. Puedes calentarlos en una sartén, pero el crudo sabe menos y toma el sabor de lo que le eches para acompañar.

4. Agrega la salsa con la que la combinarás y sírvela.

CONCLUSIÓN

Este popular plan de dieta se basa en comer los mismos alimentos que tenían nuestros antepasados en el Paleolítico.

Las legumbres, los productos lácteos, los cereales y los alimentos procesados son los principales grupos de alimentos extraídos de la dieta Paleo. En cambio, la carne, las aves, los mariscos, las frutas, las verduras, las nueces, las semillas y las grasas que son adecuados para la salud del corazón forman los alimentos incluidos en el plan de dieta.

La ventaja potencial para la salud del plan de dieta incluye la pérdida de peso, la reducción de la inflamación, la saciedad y la estabilización de niveles estables de azúcar en sangre. La dieta también promueve alimentos ricos en nutrientes y proteínas que pueden ayudar a mejorar la salud.

Hay algunos aspectos negativos de la dieta. Si tiene alguna restricción dietética, no es difícil seguir la dieta Paleo, pero también permite muchos alimentos poco saludables, mientras que la dieta Paleo elimina los grupos de alimentos ricos en alimentos.

Hay muchas recetas saludables de la dieta Paleo, incluidos bocadillos, platos y postres Paleo, y hace que sea más fácil que nunca seguir un plan de dieta.

Independientemente de la dieta que sigas, de la actividad que realices, si hay un consejo común que les doy a todos, será una prueba. Te recomiendo que te hagas análisis de sangre, análisis de orina y análisis de enzimas hepáticas al menos dos veces al año. De esta manera, puede comprender si tiene alguna deficiencia y puede tomar medidas de acuerdo con estas deficiencias.

Para los espectadores de Nutrición Vegana, estas pruebas son aún más importantes porque es más probable que la Dieta Vegana sea deficiente. Puede ver las vitaminas y minerales que faltan en sus análisis de sangre y su estado de creatinina en sus pruebas de enzimas hepáticas. Puede completar sus deficiencias de acuerdo con sus resultados.

www.ingramcontent.com/pod-product-compliance
Lightning Source LLC
Chambersburg PA
CBHW060315030426
42336CB00011B/1064